これからの病院経営を担う人材
医療経営士テキスト

医療ITシステム
診療・経営のための情報活用戦略と実践事例

中 級【一般講座】

森川富昭 編著

4

日本医療企画

『医療経営士テキストシリーズ』刊行に当たって

「医療経営士」が今、なぜ必要か？

　マネジメントとは一般に「個人が単独では成し得ない結果を達成するために他人の活動を調整する行動」であると定義される。病院にマネジメントがないということは、「コンサートマスターのいないオーケストラ」、「参謀のいない軍隊」のようなものである。
　わが国の医療機関は、収入の大半を保険診療で得ているため、経営層はどうしても「診療報酬をいかに算定するか」「制度改革の行方はどうなるのか」という面に関心が向いてしまうのは仕方ない。しかし現在、わが国の医療機関に求められているのは「医療の質の向上と効率化の同時達成」だ。この二律相反するテーマを解決するには、医療と経営の質の両面を理解した上で病院全体をマネジメントしていくことが求められる。
　医療経営の分野においては近年、医療マーケティングやバランスト・スコアカード、リエンジニアリング、ペイ・フォー・パフォーマンスといった経営手法が脚光を浴びてきたが、実際の現場に根づいているかといえば、必ずしもそうではない。その大きな原因は、医療経営に携わる職員がマネジメントの基礎となる知識を持ち合わせていないことだ。
　病院マネジメントは、実践科学である。しかし、その理論や手法に関する学問体系の整備は遅れていたため、病院関係者が実践に則した形で学ぶことができる環境がほとんどなかったのも事実である。
　そこで、こうした病院マネジメントを実践的かつ体系的に学べるテキストブックとして期待されるのが、本『医療経営士テキストシリーズ』である。目指すは、病院経営に必要な知識を持ち、病院全体をマネジメントしていける「人財」の養成だ。
　なお、本シリーズの特徴は、初級・中級・上級の3級編になっていること。初級編では、初学者に不可欠な医療制度や行政の仕組みから倫理まで一定の基礎を学ぶことができる。また、中級編では、医療マーケティングや経営戦略、組織改革、財務・会計、物品管理、医療IT、チーム力、リーダーシップなど、「ヒト・モノ・カネ・情報」の側面からマネジメントに必要な知識が整理できる。そして上級編では、各種マネジメントツールの活用から保険外事業まで病院トップや経営参謀を務めるスタッフに必須となる事案を網羅している。段階を踏みながら、必要な知識を体系的に学べるように構成されている点がポイントだ。

テキストの編著は病院経営の第一線で活躍している精鋭の方々である。そのため、内容はすべて実践に資するものになっている。病院マネジメントを体系的にマスターしていくために、初級編から入り、ステップアップしていただきたい。

　病院マネジメントは知見が蓄積されていくにつれ、日々進歩していく科学であるため、テキストブックを利用した独学だけではすべてをフォローできない面もあるだろう。そのためテキストブックは改訂やラインアップを増やすなど、日々進化させていく予定だ。また、執筆者と履修者が集まって、双方向のコミュニケーションを行える検討会や研究会といった「場」を設置していくことも視野に入れている。

　本シリーズが病院事務職はもとより、ミドルマネジャー、トップマネジャーの方々に使っていただき、そこで得た知見を現場で実践していただければ幸いである。そうすることで一人でも多くの病院経営を担う「人財」が育ち、その結果、医療機関の経営の質、日本の医療全体の質が高まることを切に願っている。

『医療経営士テキストシリーズ』総監修
川渕　孝一

はじめに

　病院経営を考える際、今やIT (Information Technology) は避けて通れない経営要素の1つとなっている。病院には医事会計システムを始めとする部門システム、オーダエントリシステムや電子カルテシステムなど、様々な病院情報システムが導入されている。医療現場や事務部門が業務を遂行するにあたり、病院情報システムは重要な役割を果たしている。加えて、最近では医療機関内部だけでなく、外部へ診療情報の提供と連携を行う地域連携システムといったシステムも登場している。

　このように、医療ITは近年大きく発展した。しかし、単純に機器やアプリケーションを、現場の要望の積み上げによって導入するだけでは、IT化の効果は上がらない。IT化の効果とは業務の効率化、情報共有によるES (Employee Satisfaction：従業員満足度)の向上にあると筆者は考えている。ESの向上を達成することで、サービスの向上、質の確保につながり、ひいてはCS (Consumer Satisfaction：顧客満足度)の向上を達成できると考えている。そのためには、システムの機能性、性能だけでなく、どのように運用していくか、組織体制を含めて医療機関全体でのマネジメントを考えなければならない。

　また、医療機関のIT投資額も病院情報システムの発展に伴い増大している。しかし、医療費の削減傾向、人材確保の難しさなど、医療機関を取り巻く経済・経営状況は決して良好とはいえない。各医療機関は、限られたIT投資によって、最大限の効果を上げられるよう、各部門の部分最適ではなく、医療機関の全体最適として、IT戦略を立案する必要がある。さらに、システムの企画・運用を計画的に進めるにあたっては、医療制度・法制度の改正を考慮に入れなければならない。そのためには「運用」、「IT」、「経営」を理解し、情報を統合的に扱い、運営のための戦略的に提示できるCIO (Chief Information Officer：最高情報責任者)が医療機関においても必要である。

　本テキストの目的は、読者に、医療機関において適切なシステムの企画・運用を行うための知識を得てもらうことにある。実際の事例を含めて、医療機関におけるCIOを中心としたITに関係するメンバーが各々の役割を果たす上で基礎的な知識・知見を述べる。第1章では病院情報システムの概要として、運用を規定する法規・制度と、病院情報システムを構成する各システムの詳細を説明し、第2章では病院情報システムに蓄積されるデータの2次利用について述べる。第3章では各医療機関が医療のIT化を進めるにあたって、直面する課題を外的要因、内的要因それぞれの面から分析する。第4章では、それらの課題克服のために、打つべき施策を提示する。第5章では医療情報が今後、発展していくと考えられる方向性、すなわち未来の病院情報システムを描く。最後に第6章では、筆

者が勤務する徳島大学病院におけるIT活用による実践的事例を紹介する。

　2009（平成21）年度は医療機関における倒産が過去最高を数えた。厳しい経営状況が続く中、人、モノ、金、情報といった限られた資源を「選択と集中」によっていかに効率よく適切に活用するかが、医療の質の向上と安定した医療サービスの提供につながることはいうまでもない。前述したようにITの活用には、「IT」だけでなく「運用」、「経営」についても理解が必要である。本テキストはIT活用の方法論を通して、人、モノ、金の活用についても述べている。本テキストの学習を入口として、ITの活用がもたらす可能性とその効果をぜひ実践していただきたい。

森川　富昭

目次 contents

『医療経営士テキストシリーズ』刊行に当たって …………………………… ii
はじめに …………………………………………………………………………… iv

第1章 現在の日本における病院情報システムとは

1 病院情報システム発展の歴史 ………………………………………………… 2
2 病院情報システムのコンプライアンス（1）国内ルール …………… 5
3 病院情報システムのコンプライアンス（2）病院内ルール ………… 13
4 病院情報システムの概要（1）電子カルテ ………………………………… 18
5 病院情報システムの概要（2）オーダエントリシステム …………… 21
6 病院情報システムの概要（3）医事会計システム ……………………… 24
7 病院情報システムの概要（4）SPDシステム ……………………………… 26
8 病院情報システムの概要（5）原価計算システム ……………………… 30
9 病院情報システムの概要（6）地域連携システム ……………………… 33

第2章 病院情報システムの活用と情報の利用

1 病院情報システム導入の意義と医療情報の1次利用 ………………… 36
2 医療情報の2次利用（1）DPCとは ………………………………………… 39
3 医療情報の2次利用（2）DPCとクリティカルパス …………………… 44
4 医療情報の2次利用（3）DPCと地域連携 ………………………………… 51
5 医療情報の2次利用（4）原価計算と病院経営 ………………………… 55
6 医療情報の2次利用（5）クリニカル・インディケーター ………… 60

第3章 医療IT化の課題

1. 診療報酬改定時の混乱 …………………………………………………64
2. DPCと医事業務のマネジメントの欠如 ………………………………67
3. 標準化されていない病院情報システムのコード・用語・マスタ …69
4. IT導入によるコミュニケーションの希薄化 …………………………72
5. 患者の権利意識の高まりと情報透明化の必要性 ……………………75
6. 部分最適から全体最適なシステム設計へ ……………………………78

第4章 課題克服に向けて

1. 病院組織のあり方——医事部門とIT組織 ……………………………82
2. 病院CIOの育成 …………………………………………………………85
3. ITガバナンスの確立 ……………………………………………………87
4. IT戦略の描き方 …………………………………………………………90
5. ITを活用した広報 ………………………………………………………93

第5章 未来の医療情報システム

1. 病院情報システムの再構築 ……………………………………………98
2. 未来の電子カルテ ……………………………………………………100
3. クラウド化された地域連携システム ………………………………103
4. 医療と健診の連携 ……………………………………………………106
5. 医療ITのグローバル化 ………………………………………………109

第6章 徳島大学病院の事例

- 1 病院情報センターの設立 …………………………… 112
- 2 電子カルテの導入 …………………………………… 116
- 3 IT広報 ………………………………………………… 121
- 4 セキュリティ対策 …………………………………… 124

第1章
現在の日本における病院情報システムとは

1. 病院情報システム発展の歴史
2. 病院情報システムのコンプライアンス（1）国内ルール
3. 病院情報システムのコンプライアンス（2）病院内ルール
4. 病院情報システムの概要（1）電子カルテ
5. 病院情報システムの概要（2）オーダエントリシステム
6. 病院情報システムの概要（3）医事会計システム
7. 病院情報システムの概要（4）SPDシステム
8. 病院情報システムの概要（5）原価計算システム
9. 病院情報システムの概要（6）地域連携システム

医療分野における情報システムの発展は、病院内のシステム化から始まった。この章では、病院で活用されている情報システムについて、その発展の歴史と主なシステムの概要を説明する。

第1章 現在の日本における病院情報システムとは

1 病院情報システム発展の歴史

1 病院情報システムとは

　病院情報システム（Hospital Information System）とは、病院の業務を支援する情報システムのことを指す。大きく分けて、①検査部門のシステムに見られるように、部門内で完結し同部門の業務処理効率化を目的としたシステム、②電子カルテに代表されるように、病院内の複数部門での情報共有を目的としたシステム、③病院と病院や、病院と診療所を結び、複数施設間での情報共有を目的としたシステム──の3種類がある。

　病院内では実際に病院情報システムがどのように運用されているか、患者の流れも含めて述べると次のようになる。

　患者は病院に来ると、病院事務が医事会計システムを用いて受付を行う。その後診察室に行き、医師の診察を受ける。医師は診療内容を電子カルテに記載し、薬剤の処方や各種検査をオーダエントリシステムを使って各部門に依頼する。検査部門では、依頼に従って検査を実施。検査結果は検査システムに取り込まれ、続いて検査が実施されたことが連携したオーダエントリシステム、医事会計システムに伝わり精算がされる。患者は受付に行き、患者負担分の料金を支払う。こうしたシステムを総合して病院情報システムと呼ぶのである。

2 導入の経緯

　病院情報システムは、業務の効率化を目的として、段階的に様々なシステムが導入されてきた。これまでの発展の経緯は、次の4段階に分けて考えられる（図1-1）。

（1）第1世代：医事会計システムの導入期

　1960年代から、患者に対して医療費の請求を行う医事部門で、膨大な会計処理を迅速に行うためにコンピュータが導入され始めた。時代背景には、それまで主に科学者らが実験の際に使っていたコンピュータが事務機器として一般に普及し始めたことがある。これによって、医事職員は処方箋や検査依頼用紙控えなど診療科や検査部門で発行された各種伝票をもとに、医事会計システムに入力することで会計計算などができるようになった。

病院情報システム発展の歴史 ❶

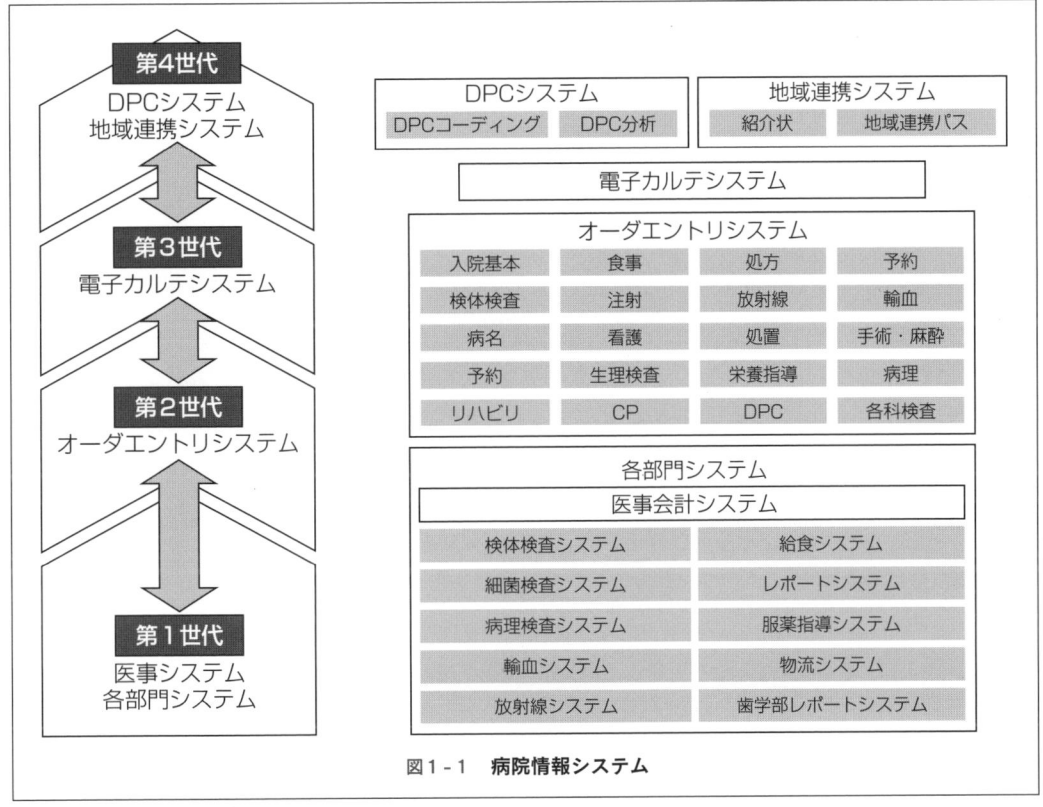

図1-1 病院情報システム

1970年代には検体検査システムが登場、自動分析装置で大量の検査を効率的に行う体制が整えられた。

この頃はシステム間の連携がなく、それぞれの部署が個別にシステムを運用していた。よって、部門間で情報をやりとりする場合は一度紙に出力し、メッセンジャーが他部署へ運び、必要に応じてそれを再度部門のシステムに入力するという体制だった。例えば検査をする場合、医師は検査項目などを指定した「検査依頼用紙」を検査部門、医事部門に送り、それぞれの部署が各部門のシステムにデータ入力する。検査の結果は検査部門で印刷され、医師に送られて診療録に貼付されていた。

(2) 第2世代：オーダエントリシステムの導入期

部門間の情報共有を効率化するため、1980年代より大規模病院を中心に、医師が処方箋や検査を各部門に依頼する際に使用するオーダエントリシステムが稼働し始め、院内のペーパーレス化が進んだ。例えば検査を実施する場合、医師が検査項目をオーダエントリシステムに入力、検査部門ではその入力を受けて検査を実施する。検査結果を検査部門システムに入力すると、それと連携したオーダエントリシステムに自動的にデータが入力される。医事部門では、検査依頼項目や実施内容をオーダエントリシステムから医事会計シ

ステムに取り込むことができる。
　また、この頃からパーソナル・コンピュータが普及し、それまでの大型コンピュータを使ったシステムから、サーバとパーソナル・コンピュータを用いたシステム構成に切り替えが進んでいった。

(3) 第3世代：電子カルテ・システムの導入期

　厚生労働省は2001(平成13)年に「保健医療分野の情報化にむけてのグランドデザイン」[1]を公表、病院へのIT導入を推進してきた。これは、国として医療の情報化を戦略的に推進していく方針を打ち出した、という意味で極めて重要である[2]。同グランドデザインでは、電子カルテとレセプト電算処理システムの普及を特に強調しており、これを受けてそれまで使用していた紙カルテを電子カルテに切り替え、診療情報を電子媒体で保存する病院が登場し始めた。大規模病院では、それぞれの部門の業務を支援する新たなシステムが次々に開発され、導入されていった。電子カルテ導入には様々な課題があり導入を控える病院も多いが、その点については後ほど詳述する。

(4) 第4世代：DPCの導入、地域連携の推進

　2004(平成16)年、新医師臨床研修制度が導入され、大学病院や地方の病院は医師不足に悩むようになった。大学病院に関していえば同年、大学が文部科学省から切り離されて法人化したため、経営面で自立することが求められた。病院経営を取り巻く状況は厳しさを増し、「医療崩壊」といった言葉が盛んに叫ばれるようになる。それにともない、それまで国の方針もあり加速度的に進んでいた病院のシステム化のスピードがいったん落ちた。
　ただ、2003(平成15)年に導入されたDPC (Diagnosis Procedure Combination：診断群分類)別の包括評価を利用した診療報酬の定額支払い制度によって、病院情報システムは別の展開を見せ始める。DPCは病名と治療方法(術式や処置など)を14桁のコードで表示したものだが、導入に不可欠なDPCコーディングのシステムが導入され始めたほか、DPCを経営や診療の質向上に生かすための分析システムを利用する病院も出現し始めたのだ。
　さらに、2007(平成19)年に施行された改正医療法は、地域連携クリティカルパスを活用した医療機関の機能分化と連携を推進しており、地域連携システムの導入を促進する結果となった[3]。

---

[1] 厚生労働省「保健医療分野の情報化にむけてのグランドデザイン」2001年12月26日公表、http://www-bm.mhlw.go.jp/shingi/0112/s1226-1a.html (Accessed on 2010/3/20)
[2] 森川富昭著「続 基礎からわかる医療経営学⑩病院における情報システムとオペレーション」(『病院』68巻2号p.142-146)、医学書院、2009年
[3] 厚生労働省「良質な医療を提供する体制の確立を図るための医療法等の一部を改正する法律案の概要」2007年、http://www.mhlw.go.jp/bunya/shakaihosho/iryouseido01/kanrenhouan02a.html (Accessed on 2010/3/20)

病院情報システム発展の歴史 ❶／病院情報システムのコンプライアンス（1）国内ルール ❷

❷ 病院情報システムのコンプライアンス（1）国内ルール

　病院情報システム上では、患者の様々な診療情報がデータとしてやりとりされる。よって、法令やガイドラインに準拠したシステム運用が必須となる。ここでは、日本国内で定められている診療録に関する法令について解説する。

1　診療録とは

　医師法[※1]第24条によれば、医師は患者に対して行った診療に関する記録を遅滞なく作成しなければならないとある。この記録を診療録（カルテ）という。医師法施行規則第23条（表1-1）に必要な記載事項が示されている。また、保険医療機関及び保険医療養担当規則[※2]第22条において、診療録の標準的な記載様式として、様式第1号用紙（図1-2）が示されており、様式第1号またはそれに準ずる項目（表1-2）を記載する必要がある。このように診療録の記載項目、運用方法については法律、規則で規定されている。これらのことから、診療録は狭義には医師が記載した患者の病名や主要症状、治療方針と経過を指すものといえる。

　ただし、近年は医師や看護師を始めとしたコメディカルがチームとして患者の治療にあたるチーム医療の考え方が普及してきたこともあり、情報共有のため看護記録や同意書、各種所見レポートも診療録と統合して扱うことが多い。そのため、実際の診療録には**表1-3**の内容を含むことがほとんどである[※3]。診療録は、広義にとらえると、患者の病状と経過、医療行為とその結果を時系列に記録したものである。医師が作成した診察記事、所見以外に、看護師、管理栄養士などのコメディカルが作成した記録や検査画像についても含まれる。これらの記録は患者の治療に携わるスタッフ間で情報を共有し、将来の治療に役立てる目的がある。また、医療機関の法的証拠、臨床研究の基礎データとしての目的もある。

　なお、診療録とは患者のものであり、患者より要求があった場合は開示しなければならない。

※1　総務省「医師法」2007年6月27日改正、http://law.e-gov.go.jp/htmldata/S23/S23HO201.html（Accessed on 2010/4/3）
※2　総務省「保険医療機関及び保険医療養担当規則」2010年3月5日改正、
　　　http://law.e-gov.go.jp/htmldata/S32/S32F03601000015.html（Accessed on 2010/4/3）
※3　厚生労働省医療情報ネットワーク基盤検討会「法令上作成保存が求められている書類」2004年6月24日議事録、
　　　http://www.mhlw.go.jp/shingi/2004/06/s0624-5e.html（Accessed on 2010/4/3）

表1-1　医師法施行規則第23条　診療録の記載事項

(1)	診療を受けた者の住所、氏名、性別および年齢
(2)	病名および主要症状
(3)	治療方法（処置および処方）
(4)	診療の年月日

（総務省「医師法施行規則」2008年9月16日改正、
http://law.e-gov.go.jp/htmldata/S23/S23F03601000047.
html〈Accessed on 2010/4/3〉）

表1-2　様式1号に含まれる記載事項

(1)	受診者欄	氏名、生年月日、性別、住所、職業、被保険者との続柄
	被保険者証欄	保険者番号、被保険者番記号・番号、有効期限 被保険者氏名、資格 事業所所在地、名称、保険者所在地、名称
	傷病名欄	傷病名、職務上・外の区分 開始・終了日、転帰、期間満了予定日 労務不能に関する意見、入院期間 業務災害または通勤災害の疑いがある場合の記載
	備考欄	備考
	公費負担番号	公費負担番号、公費負担医療の受給者番号
(2)	既往症欄	既往症、原因、主要症状、経過
	処置欄	処方、手術、処置
(3)	診療の点数欄	種別、月日、点数 負担金徴収額、食事療養費算定額、標準負担額

2　診療録に関する法令

(1) 記載方法と保存について

　診療録については法律、規則によって「記載項目」、「記載方法と保存」、「開示」についてそれぞれ規定されている。記載項目については、前述した通り医師法施行規則や保険医療機関及び保険医療養担当規則（表1-1、表1-2）で規定されている。これらの規則で規定されているのは医療保険制度上最低限必要な記載項目である。これ以外に表1-3に示す検査結果および各種文書、他職種の記録や要約書も含めて診療録として扱うことが多い。

　記載方法と保存についても法律、規則で規定されており、診療録はその患者に対する一連の治療が完結してから最低5年間の保存が必要とされている。また、記載方法について

診　療　録

公費負担者番号								
公費負担医療の受給者番号								

保険者番号								

被保険者証 被保険者手帳	記号・番号	
	有効期限	平成　年　月　日
被保険者氏名		
資格取得		昭和 平成　年　月　日
事業所（船舶所有者）	所在地	電話　局　番
	名称	
保険者	所在地	電話　局　番
	名称	

受給者	氏名			
	生年月日	明大昭平　年　月　日生		男・女
	住所	電話　局　番		
	職業		被保険者との続柄	

傷病名	職務	開始	終了	転帰	期間満了予定日
	上・外	年　月　日	年　月　日	治ゆ・死亡・中止	年　月　日
	上・外	年　月　日	年　月　日	治ゆ・死亡・中止	年　月　日
	上・外	年　月　日	年　月　日	治ゆ・死亡・中止	年　月　日
	上・外	年　月　日	年　月　日	治ゆ・死亡・中止	年　月　日
	上・外	年　月　日	年　月　日	治ゆ・死亡・中止	年　月　日
	上・外	年　月　日	年　月　日	治ゆ・死亡・中止	年　月　日
	上・外	年　月　日	年　月　日	治ゆ・死亡・中止	年　月　日

傷病名	労務不能に関する意見		入院期間
	意見書に記入した労務不能期間	意見書交付	
	自　月　日 至　月　日　日間	年　月　日	自　月　日 至　月　日　日間
	自　月　日 至　月　日　日間	年　月　日	自　月　日 至　月　日　日間
	自　月　日 至　月　日　日間	年　月　日	自　月　日 至　月　日　日間

業務災害又は通勤災害の疑いがある場合は、その旨	

備考		公費負担者番号								
		公費負担医療の受給者番号								

診療の点数等

種別＼月日													備考
点数													
負担金徴収額													
食事療養算定額													
標準負担額													

既往症・原因・主要症状・経過等	処方・手術・処置等

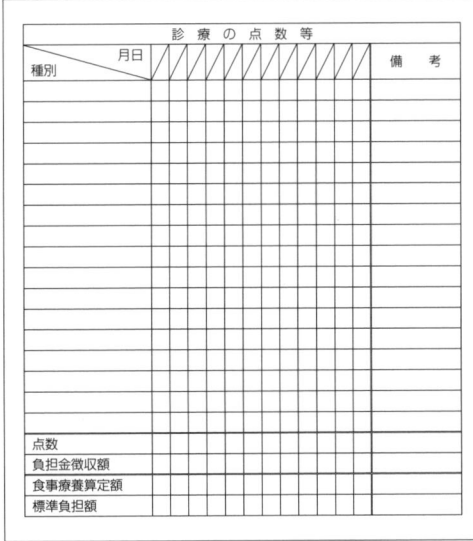

図1-2　様式1号用紙・様式2号用紙・会計用紙

表1-3 診療録に含まれる各種記録

(1)	様式1号用紙に記載事項として含まれている項目 ・氏名、生年月日、住所など ・保険情報 ・病名 ・既往症 ・主要症状及び経過 ・処方、手術、処置
(2)	各種検査所見レポート
(3)	検査画像
(4)	紹介状、同意書などの各種文書
(5)	看護記録、手術記録、麻酔記録、輸血記録
(6)	分娩記録、分娩経過記録、新生児期録などの産科記録
(7)	退院時サマリ、看護サマリなどの要約書

も診療を行ってから遅滞なく診療録を記載することが規定されており、数日分を後から記載するような運用は認められていない。診療録の記載方法と保存に関する法律、規則を表1-4に示す。

(2) 開示について

　診療録の開示には患者本人からの開示請求に基づく開示と、第三者からの開示請求に基づく開示の2種類がある。第三者から求められる開示は医療業務に関する監査による開示と、それ以外の犯罪の強制捜査、裁判所の証拠保全、文書提出命令による開示がある。第三者から求められる開示とその根拠となる法律を表1-5に示す。

　患者側からの直接照会による診療録開示については、当初患者の閲覧請求権は否定されていた（1986〈昭和61〉年8月28日、東京高等裁判所）。しかし、診療情報の開示[4]が公表されて以後、診療情報提供に関するガイドラインが作成され、一部の自治体では部分、または全面開示を認めるようになった。また、2000（平成12）年の診療報酬改定では診療録管理体制加算が認められ、患者に診療情報を提供していることが求められるようになった。さらに2003（平成15）年には個人情報保護法が制定された。個人情報保護法では規制対象となる「個人情報取扱事業者」を6か月で5,000人以上の個人情報データベースなどを事業のために利用する者と定義しており[5]、事実上患者本人への診療情報の開示が法制

---

[4] 厚生労働省「カルテ等の診療情報の活用に関する検討会」報告書概要、1998年6月18日、
　http://www1.mhlw.go.jp/houdou/1006/h0618-2.html (Accessed on 2010/4/3)
[5] 総務省「個人情報の保護に関する法律施行令」2008年5月1日改正、
　http://law.e-gov.go.jp/htmldata/H15/H15SE507.html (Accessed on 2010/4/3)

表1-4 法令上作成が定められている記録

作成者	作成すべき書類	根拠条文		保存期間	保存義務者
医師	診療録	医師法	第24条	5年間	病院または診療所の管理者 作成医師
歯科医師	診療録	歯科医師法	第23条	5年間	病院または診療所の管理者 作成歯科医師
臨床修練外国医師または臨床修練外国歯科医師	診療録	外国医師または外国歯科医師が行う臨床修練に係る医師法第17条及び歯科医師法第17条の特例などに関する法律	第11条	5年間	病院の管理者
助産師	助産録	保健師助産師看護師法	第42条	5年間	病院、診療所または助産所の管理者 作成助産師
歯科医師	病院、診療所または歯科技工所で行われた歯科技工に関わる指示書	歯科技工士法	第18条 第19条	2年間	病院、診療所または歯科技工所の管理者
救急救命士	救急救命処置録	救急救命士法	第46条	5年間	病院、診療所の管理者 消防機関の長 救急救命士
歯科衛生士	記録	歯科衛生士法施行規則	第18条	3年間	歯科衛生士
診療放射線技師	照射録	診療放射線技師法	第28条	−	−
医師	処方箋	医師法	第22条		
−	調剤済み処方箋	薬剤師法	第27条	3年間	薬局開設者
薬剤師	調剤録	薬剤師法	第28条	3年間	薬局開設者
病院	病院日誌 各科診療日誌 処方箋 手術記録 検査所見記録 エックス線写真 入院患者・外来患者の数を明らかにする帳簿	医療法 医療法施行規則	第21条 第20条	2年間	病院
地域医療支援病院	(病院の項目に加え) 看護記録 紹介状 退院患者に関わる入院期間中の診療経過の要約 共同利用の実績など	医療法	第22条	2年間	地域医療支援病院
特定機能病院	(地域医療支援病院の項目に加え) 高度の医療の提供の実績など	医療法	第22条の2	2年間	特定機能病院
病院または診療所の管理者	エックス線装置などの測定結果記録	医療法施行規則	第30条の21	5年間	病院または診療所の管理者
	放射線障害が発生するおそれのある場所の測定結果記録		第30条の22	5年間	
	エックス線装置などの使用時間に関する帳簿 診療用放射線照射装置などの入手に関する帳簿		第30条の23	5年間	
保険医	一定の様式の診療録	保険医療機関及び保険医療養担当規則	第22条	5年間	保険医療機関
保険医療機関	療養の給付の担当に関する帳簿、書類その他の記録		第8条	3年間	保険医療機関
保険薬剤師	調剤録	保険薬局及び保険薬剤師療養担当規則	第10条	3年間	保険薬局
保険薬局	療養の給付に関する処方箋、調剤録		第6条	3年間	保険薬局

(厚生労働省 医療情報ネットワーク基盤検討会「法令上作成保存が求められている書類」2004年6月24日議事録、http://www.mhlw.go.jp/shingi/2004/06/s0624-5e.html〈Accessed on 2010/4/3〉)

度化された。現在は、診療録は患者のものであるという考え方が一般的になっており、医療機関は患者本人からの開示請求に基づき、診療録の開示を行うことが必要となっている。

表1-5　診療録開示の根拠となる主な法律

医療業務の監査に関連した開示			
(1)	医療法	第25条	立ち入り検査における提示義務
(2)	健康保険法	第60条	保険請求業務監査における診療録の提示
(3)	児童虐待の防止等に関する法律	第6条	児童虐待の通告義務
(4)	麻薬及び向精神薬取締法	第58条の2	麻薬中毒者の通告義務
刑事・民事事件の証拠提示に関連した開示			
(1)	刑事訴訟法	第220条 第218条	犯罪捜査における提示義務
(2)	民事訴訟法	第234条 第223条	裁判所の該当手続きによる提示

3　電子カルテと紙カルテ

(1) 電子カルテとは

　近年、医療の分野でもIT化が進んでいる。法制の規制緩和や、厚生労働省が2001(平成13)年に策定した「保健医療分野の情報化にむけてのグランドデザイン」[※6]などの国の政策もあり、診療録を始めとする診療情報のデジタル化が進められている。現在では診療録のほか、検体検査結果、検査画像、各種文書のほとんどが電子化されている。診療録の持つ情報を電子化して記録したものを電子カルテ、電子カルテを実現するITシステムを電子カルテシステムという。電子カルテには医師が記載する狭義の診療録だけでなく、各種報告書、検査結果、検査画像、看護記録や手術記録、紹介状を始めとする各種文書を含むことがほとんどである。

(2) 電子カルテの三原則

　電子カルテについても通知やガイドラインにより、その運用方法が規定されている。診療録の電子保存については、1999(平成11)年の「診療録等の電子媒体による保存について」(1999年4月22日付、各都道府県知事宛の厚生省健康政策局長、医薬安全局長、保険局長の連名通達)[※7]で電子保存に際しての条件が示された。その後、e-文書法(2004〈平成

[※6]　厚生労働省「保健医療分野の情報化にむけてのグランドデザイン」2001年12月26日公表、http://www-bm.mhlw.go.jp/shingi/0112/s1226-1a.html (Accessed on 2010/4/3)
[※7]　厚生労働省「診療記録等の電子媒体保存について」1999年4月22日発令、http://www1.mhlw.go.jp/houdou/1104/h0423-1_10.html (Accessed on 2010/4/3)

16〉年公布)や個人情報保護法(2003〈平成15〉年公布)に対応させるため、「医療情報システムの安全管理に関するガイドライン」※8が提示されている。なお、「診療録等の電子媒体による保存について」はe-文書法施行通知後廃止された。

　「診療録等の電子媒体による保存について」と「医療情報システムの安全管理に関するガイドライン」では、自己責任(説明責任、管理責任、結果責任)における保存であること、さらに保存義務のある情報の真正性、見読性、保存性が確保され、プライバシーが保護されているという要件が提示されている。特に真正性、見読性、保存性の3条件は、電子カルテの三原則(図1-3)といわれ、電子保存を行うにあたり満たさなければいけない条件とされている。

　真正性は、故意および過失による虚偽入力、書き換え、消去および混同を防止し、作成の責任の所在を明確にすることである。見読性は記録した情報を必要に応じて肉眼で見ることができること、書面で印刷できることである。保存性は、法律、規定で定められた保存期間内、復元可能な状態で保存することである。これらの条件を満たせば紙で記録する場合と同じと考えられる。

　また、これら電子カルテの三原則に対応しているかどうか、国やそれに準ずる組織が評価することは現実には難しいとされ、各医療機関の責任において実施することが求められている。これが自己責任における保存である。自己責任の概念には説明責任、管理責任、結果責任の3つの要素を含んでいる。説明責任は、電子カルテの三原則にどのように対応

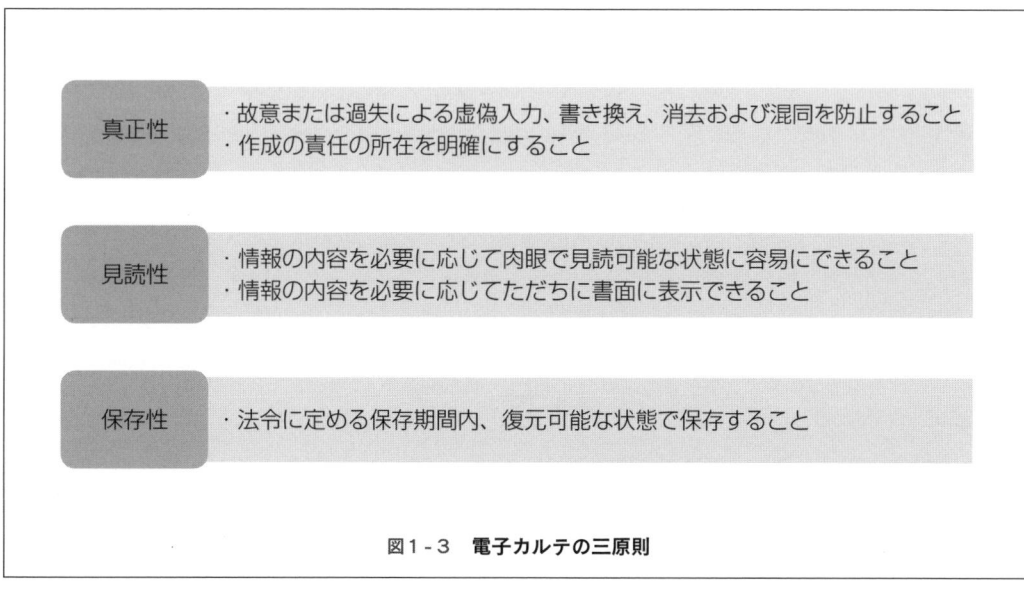

図1-3　電子カルテの三原則

※8　厚生労働省「医療情報システムの安全管理に関するガイドライン 第4.1版」2010年2月、
　　　http://www.mhlw.go.jp/shingi/2010/02/s0202-4.html (Accessed on 2010/4/3)

しているか患者などに説明する責任である。管理責任は、説明した通りに電子カルテを運用する責任である。結果責任は、これら電子カルテの運用上、不都合や不具合が生じた場合でも、その医療機関の責任として対応することである。このように、電子カルテを運用する際には医療機関の責任において運用規程を定め、実施することが求められている。

③ 病院情報システムのコンプライアンス(2)病院内ルール

　前節では、電子カルテを含む診療録の管理・運用に際しての国内で定められた法令などを説明した。ここでは、そうした国内ルールを受けて医療機関はどう対応すべきかを解説する。

1　診療録管理のルール整備と診療録管理委員会の設置

(1)診療録管理のルール整備の必要性

　医療機関は、診療録管理に関するルールと体制を整備する必要がある。我が国には医療機関の機能を評価する仕組みとして、専門知識に基づき多角的、中立的な立場で評価する「病院機能評価」がある。病院機能評価では診療録および診療情報を管理する組織体制の整備を求めており、単純に診療録を管理、運用するだけでなく、診療録管理のための規程の整備や管理の質的改善に取り組むことも求めている（表1-6）。また、8ページで前述したように2000（平成12）年3月の診療報酬改定では診療録管理体制加算が認められ、診療録管理業務に対して診療報酬上の評価も行われている（表1-7）。
　こうした諸規則や制度による必要性だけではなく、業務のスムーズな遂行、臨床研究やEBM（Evidence Based Medicine：根拠〈証拠〉に基づく医療）といった臨床上の目的、患者ニーズに合った医療提供のための患者動向の把握などマーケティング上の目的に診療情報を活用するためにも、診療録管理のルール整備は重要である。

(2)診療録管理委員会の設置

　診療情報管理のルール（診療情報管理規程）の整備とその運用、継続的な改善には診療情報管理委員会の設置が不可欠である。委員会は院長の直轄として位置づけることが望ましく、構成委員を委員会規則に盛り込む。基本的には各診療科に委員をおく方が、決定事項の徹底を図ることが可能で、協力を得やすい。
　委員会の任務は、①診療記録の作成方法、管理・運用に関わる院内規則の制定、②規則に沿った作成、管理運用が実施されているかの監査――の2点がある。
　院内の管理規程として定めるべき事項としては、診療記録の様式の決定（様式の統一、

第1章　現在の日本における病院情報システムとは

表1-6　病院機能評価　診療記録の管理

	項目名
4.15	診療記録の管理
4.15.1	診療記録を管理する体制が確立している。
4.15.1.1	診療記録の管理に必要な人員が適切に配置されている。
4.15.1.2	機能に見合った施設・設備・機器などが整備され、適切に管理されている。
4.15.1.3	診療記録管理の規程・手順が適切に整備されている。
4.15.2	診療記録が適切に管理されている。
4.15.2.1	診療記録が必要時に迅速に提供されている。
4.15.2.2	診療記録管理業務が適切に実施されている。
4.15.2.3	患者の安全な診療のための手順が遵守されている。
4.15.3	診療記録管理の質改善に取り組んでいる。
4.15.3.1	診療記録の管理に関わる職員の能力開発に努めている。
4.15.3.2	診療記録管理の質改善を推進している。

（財団法人 日本医療機能評価機構、「病院機能評価 統合版評価項目 Ver. 6.0」、2008年9月26日公表、http://jcqhc.or.jp/html/v6.html〈Accessed on 2010/4/3〉）

表1-7　診療録管理体制加算に関する施設基準

（1）	診療記録（過去5年間の診療録並びに過去3年間の手術記録、看護記録等）のすべてが保管・管理されている。
（2）	中央病歴管理室が設置されている。
（3）	診療録管理部門または診療記録管理委員会が設置されている。
（4）	診療記録の保管・管理のための規定が明文化されている。
（5）	1名以上の選任の診療記録管理者が配置されている。
（6）	保管・管理された診療記録が疾病別に検索・抽出できる。
（7）	入院患者について疾病統計にはICD大分類程度以上の疾病分類がされている。
（8）	全診療科において退院時要約が全患者について作成されている。
（9）	患者に対し診療情報の提供が現状行われている。 （なお、この場合は日本医師会が作成した「診療情報の提供に関する指針」を参考にする）

新様式の認可）、診療記録保存年限、保存の方法の決定、開示のあり方などが挙げられる。診療情報管理規程は当然、6ページで前述した法律、規程に則って定める必要がある。規程には診療情報管理の目的、規定の対象となる記録の明確化が必要であり、作成する側の規程、管理する側の規程をそれぞれ設ける。

病院情報システムのコンプライアンス（2）病院内ルール ❸

　規程を定めたうえで、委員会は電子カルテ、紙カルテとも、それに則った運用が成されているか監査する必要がある。また、紙カルテについては診療記録貸出状況や未返却診療録の状況についても把握し、診療録の未返却などが頻発している場合は対策を講じなければならない。

　診療情報管理の運営には、この委員会の活動が非常に重要である。活動次第で、記録を記載する医師、看護師を始めとするコメディカルの協力を得て管理業務がスムーズに行えるかどうかが決まる。

2　電子カルテ運用に関する病院内でのルール整備

(1) 電子カルテ運用のルール整備の必要性

　上記の紙カルテ、電子カルテに共通の院内ルールに加え、電子カルテを運用する際にはそのための院内ルール、体制整備が必要となる。病院情報システム（医療情報を扱うシステム全般）のみならず、利用者、対象患者が少なく、連携している部門システムも多くない小規模な病院情報システムであっても、運用する際には法律およびガイドラインに従った病院情報システム運用規程を定めることが重要である。これを怠ると電子カルテ三原則（真正性、見読性、保存性）を満たすことができず、医療機関における自己責任（説明責任、管理責任、結果責任）を果たせなくなってしまう。また、医療情報は個人情報であり、セキュリティにも十分配慮する必要がある。

　規程は診療情報を適正に利用、保存することを目的とし、病院情報システムで使用する機器、ソフトウェアと運用に必要な仕組み全般について運用および管理に関するルールを定める。

　電子カルテ三原則および医療機関の自己責任を充足し、個人情報保護に対応した運用管理規程を作成するため準拠すべきガイドラインや規程は、次の3つが挙げられる。「情報セキュリティポリシーに関するガイドライン」（情報セキュリティ対策推進会議、2000〈平成12〉年）[1]、「医療・介護関係事業者における個人情報の適切な取扱いのためのガイドライン」（厚生労働省、2006〈平成18〉年）[2]、「医療情報システムの安全管理に関するガイドライン」（厚生労働省、2010〈平成22〉年）[3]である（図1-4）。

---

[1]　情報通信技術戦略本部「情報セキュリティポリシーに関するガイドライン」、2000年7月18日、
　　http://www.kantei.go.jp/jp/it/security/index.html（Accessed on 2010/04/03）
[2]　厚生労働省「医療・介護関係事業者における個人情報の適切な取扱いのためのガイドライン」、2006年4月21日改正、
　　http://www.mhlw.go.jp/houdou/2004/12/h1227-6.html（Accessed on 2010/04/03）
　　http://www.mhlw.go.jp/topics/bukyoku/seisaku/kojin/（Accessed on 2010/04/03）
[3]　厚生労働省「医療情報システムの安全管理に関するガイドライン 第4.1版」、2010年2月、
　　http://www.mhlw.go.jp/shingi/2010/02/s0202-4.html（Accessed on 2010/4/3）

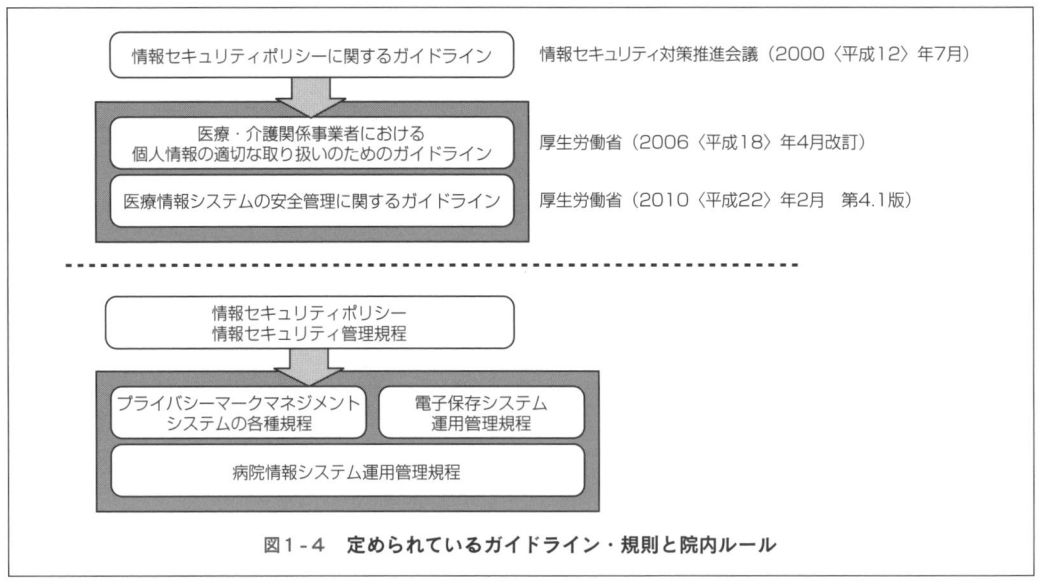

図1-4 定められているガイドライン・規則と院内ルール

(2)規程の作成

　規程では、運用と組織体制、利用者に対する教育、訓練、各種マニュアルの整備について定める。必要な規程項目を表1-8に示す。管理規程をあまり詳細に定めすぎると、法律やガイドライン改定時の対応や、内部監査の結果、改善が必要になった場合などに頻繁に改定しなければならなくなる。管理規程の改定に時間がとられ、実施がおろそかになってしまっては本末転倒である。そのため管理規程では規定の大枠を定めるのが適切である。詳細な規程は別にそれぞれ対応する細則を定めるとよい。ただし、安全管理措置として緊急時対応規程は詳細に明記する必要がある。

　規程作成にあたっては、まず原案の作成が必要である。しかし、まったく最初から作成するのが難しい場合はコンサルタントを利用するのも1つの方法である。規程原案は病院情報システムを司る委員会で審査され、承認を得る必要がある。その後、最終的に病院の運営委員会などで承認を得て成立となる。第三者評価を活用することもシステムの適正な運用には有効である。ISMS(Information Security Management System)やプライバシーマークではシステム管理規程が必要とされており、規程が有効に運用されているか監査される。また、システム運用規程を定める前にすでにISO14001、ISO9001、病院機能評価、プライバシーマークなどの第三者評価を取得している場合は、それらと運用規程に整合性を持たせる必要があるので注意しなければならない。

表1-8 システム運用管理規定の項目

(1)	**対象** 対象者、対象システム、対象情報を定める。
(2)	**管理体制** 運用及び管理に必要な事項を審議する組織、委員会の設置を定める。
(3)	**管理者および利用者の責務** システム管理者、運用責任者を定め、利用者と併せてそれぞれの責務を規定する。
(4)	**ユーザー管理とユーザー認証**
(5)	**データの取り扱い・保管** 診療情報の保管場所、暗号化の設定、破棄方法について規定する。電子カルテ三原則に基づいてデータの保存、複製についても規定する。
(6)	**LANの利用** LANの利用と接続許可について規定する。ただし院内LANへの外部からの接続は原則禁止する。
(7)	**コンピュータウイルス対策** ウイルス対策ソフトの導入と運用、ウイルス感染時の措置について定める。
(8)	**PCの取り扱い** ノート型PCや可搬媒体などによる持ち出しは禁止とする。チェーンロックなどの盗難防止措置を講ずることが望ましい。
(9)	**電子・紙媒体の管理** 保存と管理、廃棄について紛失、盗難、漏洩および改ざんを防止するよう定める。
(10)	**一般管理における運用管理事項** 情報へのアクセス、保管管理業務、利用者からの問い合わせ対応、教育訓練、事故予防と発生時の対応、マニュアルや契約書などの文書管理業務について定める。
(11)	**教育・訓練** 利用者への定期的な教育、マニュアルの整備、守秘義務について定める。

 病院情報システムの概要(1) 電子カルテ

　本節からは、病院情報システムの主なシステムについて順に解説する。まずは電子カルテシステムから説明する。

1　電子カルテの定義

　10ページで前述したように、電子カルテとは、診療録の持つ情報を電子化して記録したものをいう。

　日本医療情報学会は、2003（平成15）年2月に「電子カルテの定義に関する日本医療情報学会の見解」の中で、電子カルテについて「ペーパーレス電子カルテ」と「通常の電子カルテ」という2つの定義を発表した[※1]。それによると「ペーパーレス電子カルテ」は医師、看護師を始めとするコメディカルといったすべての医療従事者が作成した記録を電子化したものを指すのに対して、「通常の電子カルテ」は診療録などの主要な記録を電子化しているものとされる。

　しかし、一般的には定義にまで細かい注意を払わずに電子カルテという言葉が用いられることが多々あり、人によって意味するものが異なる場合がある。よって、どの定義の電子カルテを意味しているのかをまず把握する必要がある。

2　電子カルテのメリット

　電子カルテのメリットとしては、患者サービスの向上、情報の共有化、院内業務の効率化が挙げられる。

(1) 患者サービスの向上

　診療終了と同時に、電子カルテから診療内容がレセプトコンピュータに転送され会計処理が行われたり、オーダエントリシステムに処方オーダでデータが転送され処方箋発行が行われたりすることで患者の待ち時間を短縮できる。

※1　日本医療学会「電子カルテの定義に関する日本医療情報学会の見解」、2003年、
　　http://www.medical-it-link.jp/lib/pdf/dk_001_01.pdf（Accessed on 2010/3/15）

病院情報システムの概要（1）電子カルテ **4**

また、オーダエントリシステムと連携することで検査結果やCT画像などが即時参照できるので、患者への説明に利用できる。さらに、患者への説明を電子カルテ上で行うこと、説明の記録が残せ、インフォームド・コンセントを得ることができる。

カルテ開示を要求されたとき、手書きのカルテの場合は医師の字が読みにくい場合がありカルテ開示が困難であったが、電子カルテの場合は容易に開示することができる。

(2)情報の共有化

紙カルテの時には、同じ患者でも診療科ごとにカルテが分かれている場合があり、情報の共有化が困難な場合があった。また、1患者1カルテの医療機関であっても、メッセンジャーがカルテを運んでくるまで時間がかかるなどの問題があり、スムーズにカルテを参照し医療行為を行うことが困難な場合もあった。電子カルテで情報を共有化することで、電子カルテを閲覧できる場所であればどこでもカルテを確認することができるようになり、これらの時間の問題を解決することができるようになる。さらに、他科で行われた診療行為をすぐに確認できるので、同じ薬剤を投与するなどのリスクを回避できるようになる。

(3)院内業務の効率化

オーダエントリシステムに登録した内容がレセプトコンピュータに転送されるので、従来のように紙カルテを見ながら会計入力作業をする必要がなくなった。労力削減と誤入力防止になり、医事業務を省力化できる。

医師が手書きで記載した処方箋などは字が読めないといったことがあり、看護師や薬剤師らが医師に処方内容の確認をしたり、確認せずに間違った処方を投与するリスクがあったが、電子カルテではこれらのリスクが減少した。

また、電子カルテで診療情報を共有することでカルテ出し、カルテ搬送、カルテ収納などの煩雑な作業から解放され、事務職員の負担を軽減できる。さらに、カルテを電子化することでカルテ保管庫が必要なくなり、保管スペースと設備の減少が可能となる。

3　電子カルテのデメリット

電子カルテのデメリットには、カルテ記載や閲覧における医師らの負担、院内コミュニケーションの希薄化、導入コストに関する問題が挙げられる。

(1)カルテ記載や閲覧における医師らの負担

電子カルテの一番のデメリットとして、医師の電子カルテ記載における負担という問題がある。マウスとキーボードを使って入力するため、コンピュータを使い慣れていない医

師だと患者の方を見ずコンピュータの画面だけを見て診察したり、入力に時間がかかり診療時間が長くなるなどの問題が生じている。また、データ量が多くなってくると、検査結果や画像や所見結果などを検索し表示するのに時間がかかるために、診療中にストレスを感じることがある。さらに、システム障害が発生すると電子カルテにアクセスできなくなり、カルテを閲覧することができなくなる。これらを回避するためにサーバの二重化などを行い、システムダウンしない構成が必要となる。

(2) 院内コミュニケーションの希薄化

電子カルテを運用することで部署間のコミュニケーションが希薄化してきている。従来であればレセプト請求時に医事職員が医師に対して診療行為の確認などを行っていたのが、電子カルテでは転送されてきたデータの内容だけを審査するようになってきている。その結果、診療行為をした内容すべてを請求していない可能性がある。

(3) 高額な導入コスト

電子カルテの導入コストは、1日平均外来患者数1200人、500床の病院で約18億円といわれている[※2]。この費用は初期導入費用であり、システムを維持していくためには別に年間1億円程度の保守費が必要となる。このような高額な費用をかけてまで電子カルテを導入する医療機関は少ない。さらに、実際の診療現場では、それぞれの病院の方針が異なるため、電子カルテを導入しても実際の現場に則しておらず使い勝手が悪い場合が多い。そのため、システムを実際の現場に則するようにカスタマイズしようとすると、さらに費用が発生してしまう。

※2　厚生労働省「標準的電子カルテ推進委員会第7回資料」、
　　http://www.mhlw.go.jp/shingi/2005/03/s0303-8a.html (Accessed on 2010/3/15)

5 病院情報システムの概要（2）オーダエントリシステム

1 オーダエントリシステムとは

　以前は、医師が診療中に看護師や臨床検査技師などに処方の指示や検査の指示を出すときには、処方箋を記載したり指示書を記載したりしていた。これらは電子カルテの説明のところでも前述したように、医師に内容の確認を行う手間がかかったり内容を誤認するという問題があった。また、指示が届いて患者に対応するまでに時間がかかっていた。これらの問題点を解決したのがオーダエントリシステムである。オーダエントリシステムでは、コンピュータを使ってこれらの指示を登録することで、指示をコメディカルらに伝えることができる。これにより、指示内容の確認や誤認といったリスクが回避され、指示内容が即座にコメディカルらに伝わるために業務が迅速に行える。また、医事部門ではオーダエントリシステムの情報がレセプトコンピュータに転送されるため、従来は職員が行っていたオーダ項目の入力作業が不要になり、入力ミスなどがなくなる。診療部門では、オーダ時にコンピュータによるエラーチェックが行われ、禁忌薬剤の処方を防ぐなどの効果も期待できる。
　以下では、代表的なオーダについて説明する。

(1)処方オーダ

　処方オーダとは、医師が患者に処方する薬（内服薬と外用薬）の指示を出すことで、処方オーダをオーダエントリシステムに登録すると薬剤部に医師の指示が転送される。この指示を薬剤師が確認し、業務を遂行する。薬剤部に指示が伝わると医事会計システムにもどのような処方を行ったかが転送され、会計処理が行われる。
　しかし、外来患者でオーダされたときと入院患者でオーダされたときでは運用フローが異なるために注意が必要である。さらに、外来患者の場合には院外処方と院内処方でも運用フローが異なる。外来患者の院外処方では、処方内容が薬剤部に伝わるだけだが、院内処方の場合は、薬剤部で薬を準備する必要がある。また、入院患者の場合は薬をどのように患者に届けるかの運用を決定する必要がある。そのため、それぞれに則した形でのシステム化が必要となる。

(2)注射オーダ

　注射オーダとは医師が注射薬の指示を出すオーダのことで、注射薬を投与する際、薬剤部から注射薬を取り寄せる場合に利用される。処方データと同様、医事会計システムにデータが転送されるので自動的に会計処理が行われる。しかしながら、注射オーダは変更が多い。すなわち、オーダが入ってもその後医師の判断で注射を打たなくなることがあり、医事会計システムに転送されてきたデータをそのまま請求すると過剰請求となる恐れがあるので注意が必要である。したがって、注射オーダでは、実際に注射が行われたことを確認する工程である「実施入力」を行い、実施済みのものだけ医事会計システムに取り込み請求を行うようにする必要がある。

(3)輸血オーダ

　輸血オーダでは、患者の輸血時に使用する血液製剤を指示するオーダである。日本輸血・細胞治療学会I&AのÂ輸血療法基準[※1]によると、輸血事故防止対策や輸血副作用の予防対策などのために、どの患者にどの血液製剤を使用したのかを記録する必要があるため、これらの仕組みを輸血オーダに含める必要がある。

(4)検体検査オーダ

　検体検査オーダは、患者から血液、尿などのサンプルを採取して行う検査を指示するオーダのことで、病気の診断・治療・検診のために利用される。検体検査の採取は医療行為であるため、医療機関でしか実施できない。採取後、検査をする部署がない医療機関では、検査を外注する必要がある。

　また、検体検査では誰の検体で何の検査が必要なのかを明確にすることが必要である。そのため、検体検査オーダ時にはどういった検査項目が必要になるのか選択する必要があり、1つひとつ選択してオーダするのは非常に手間である。オーダを設定するときには目的別に検査項目をまとめ、1回のオーダで複数の検査項目を選択できるように設定すると医師の負担を軽減できる。

(5)画像検査オーダ

　画像検査オーダは、レントゲンやCTやMRIなどの画像検査を指示するオーダのことで、撮影を行う時間を設定し予約をとる必要がある。そのため緊急用の枠などを設けておき、緊急時には予約なしで撮影できるように設定する必要もある。

　これらの撮影時には、放射線部などの検査を行った場所で、撮影した画像データや使用

[※1] 日本輸血・細胞治療学会I&A「輸血療法基準」、
http://www.yuketsu.gr.jp/IandA/download/index.html (Accessed on 2010/4/2)

したフィルム枚数、造影剤などの薬剤などがオーダに登録される。

(6) 食事オーダ

食事オーダは、入院や透析などの患者の食事を指示するオーダのことである。食事オーダでは患者の食事内容を給食部門に伝達することができる。そのため、患者の移動にともない食事の配送先を変更したり、退院したときには停止する設定が必要となる。

(7) 処置オーダ

処置オーダは他のオーダと異なり、指示を出すのではなく実施内容を記録するオーダである。病棟内で行われる治療はその実施内容を記録として残して医事会計システムに転送するため、こうした機能が必要となる。

処置オーダは、医師や看護師が患者に対して処置をするだけで業務が完了してしまうため、入力忘れなどが発生することが多い。そのため、医事会計システム側に転送されず、請求漏れが発生する可能性がある。

6 病院情報システムの概要（3）医事会計システム

1 医事会計システムとは

　医事会計システムとは、患者に医療費を請求する医事部門で行う業務をシステム化したものである。患者が来院したときに記載する氏名や住所などの情報を管理したり、医師らが行った診療行為などのデータを管理したり、診療報酬点数表に基づく保険点数の計算により患者負担の医療費を請求するために、診療報酬請求書や診療報酬明細書（レセプト）を発行するシステムである。

　従来の診療報酬の算定では、医事職員により、医師が患者に施した医療行為を診療報酬点数表と薬価基準に照らし合わせることで診療報酬が計算されていた。さらに所定の形式で診療報酬明細書を書く必要があった。そのため、診療報酬請求業務の遂行には診療報酬点数表の読み方と診療報酬明細書の記載方法について知っておく必要があり、これらの知識の習得までに相当な経験と年数を要していた。

　しかし医事会計システムを導入すると診療報酬請求業務が簡素化される。医師によって診療行為が記載された伝票をもとに、医事会計部門（医事部門）職員が操作手順に従ってシステムに入力するだけでよく、経験年数が少ない医事職員でも簡単に診療報酬が算定できる。

　現在の医事会計システムはオーダエントリシステムと連携されており、診療内容を診療科でシステムに入力すると、そのデータが自動的に医事会計システムに送られ、診療報酬の算定、公費など一部負担金の算出ができる。オーダエントリシステム導入以前は医事職員が伝票を見ながらシステム入力する必要があったが、システム連携によってデータの入力ミスがなくなり情報の精度が向上したほか、医事会計システムに情報を入力する時間が短縮され、業務の効率化につながっている。

2 医事会計システム運用上の注意点

　医事会計システム運用においては、以下のような注意すべき点がある。

(1)検査や診療行為が実際に行われたか

　電子カルテシステムや診療各部門システムからのデータを、入力オペレーターを置かずに自動取り込みして診療報酬を計算する場合には注意が必要である。オーダが入っただけでなく、実際に検査や診療行為が実施されたかどうかを確認する仕組みが求められる。例えば、注射オーダではオーダされた内容が本当に実施されていなければ過剰請求となってしまう。注射オーダは変更が多いために、実施したかどうかが当日までわからないものが多い。そのため、実施入力されたオーダだけ医事会計システムに自動取り込みをするなどの注意が必要である。

(2)医事会計システムとカルテへの入力・記載事項に整合性があるか

　診療報酬請求業務において最も注意すべきことは、医事会計システムで請求した診療行為はすべてカルテに記載されている必要があるということだ。電子カルテを導入している医療機関は特に注意が必要である。

　医事職員が医師から口頭や電話で診療行為を聞き医事会計システムに直接入力をしてしまうと、カルテや伝票などに記録が残らず齟齬が発生することになる。この齟齬のため厚生労働省および都道府県、地方社会保険事務局から指導を受けた場合、診療報酬を返還する必要に迫られる可能性もある。

　また、電子カルテと医事会計システムは別々のシステムのため、処方や処置などのマスタ(番号と名称を紐付けているもので、例えば、処置マスタでは0001がガーゼ交換になっている)が共通化されていないことが多い。例えば、電子カルテでは、同じ血液検査を行ったにも関わらず、電子カルテのコード設定では「A」、医事会計システムのコード設定では「1」などといったことがある。この場合、データのやりとりを行うために、電子カルテの「A」は医事会計システムの「1」であるということを紐付けるインターフェースマスタが必要となる。このインターフェースマスタを漏れなく整備し、運用していくことが重要となる。

(3)診療報酬の請求漏れがないか

　医事会計システムの導入など病院内のシステム化が進んだ結果、医療現場に医事職員がいなくなってしまい、医事職員と医師の間のコミュニケーションが希薄化している場合がある。システム化以前は、医事職員が医療現場で医師に伝票やカルテの記載方法についてアドバイスし、請求漏れを防いでいた。システム化以降、医事職員は送られてきた伝票のみを医事会計システムに登録し請求するため請求漏れが生まれる可能性もあり、対策が必要であろう。

7 病院情報システムの概要(4) SPDシステム

　SPD (Supply Processing and Distribution) システムは、病院内の医療材料などの物品を統一的に管理・供給・配置を行い、在庫削減、期限切れ防止や購入費削減などを行うシステムである[※1]。医療現場のスタッフによる物品管理業務をなくすことで、業務の効率化や品質管理を行うことができる。

1 物品の購入形態

　物品の購入の流れは、業者との契約で単価が決められ、発注により物品管理部署へ納品されるのが通常である。物品の種類によっては、業者と預託契約をして病院の過剰在庫を減らしている場合もある。物品の主な購入形態として、以下の3つが挙げられる。

(1) 預託

　各部署で医療材料を使用した時点で納入業者から購入実績を計上する。使用されるまでは業者預かり在庫として管理され、棚卸資産として計上されない。

(2) 購入

　納入業者が病院に納品した時点で病院買取り(購入実績計上)となる。物品管理部署、各部署に配置された材料は使用されるまで棚卸資産として計上される。

(3) 持込

　手術準備段階で使用する材料の規格が定まらないものについては業者により数種類の規格品が持ち込まれ、手術後使用した材料分だけの消費実績・購入実績を計上する。

2 医療材料の管理方法

　SPDシステム導入における医療材料の主な管理方法として、以下の3つが挙げられる。

※1　森口博基著「物品管理の効果を探る徳島大学病院のSPD試験的導入」(『新医療』2006年9月号)エム・イー振興協会、2006年

(1)定数管理

　部署ごとに在庫として保管すべき定数を決定し、ここで登録された数量を常時在庫として配置し管理を行う。在庫を使用する際には2次元バーコードが記載されたSPDシールを剥がし、消費台帳に貼付する。シールには、部署コード、物品コード、購入金額、使用期限などの情報が記載されているほか、これらすべての情報を読み取ることができる2次元バーコードが印刷されている(図1-5)。担当者が消費台帳を日々回収し、SPDシール情報を読み込む(図1-6)。これによって、消費実績に加算されると同時に部署在庫数から減算される。次に同シール情報を請求データとして使い、在庫引当を行った後、部署へ補充する。

(2)物品請求

　定数管理以外の物品は、各部署のSPDシステムのクライアント端末機より物品請求入力を行い、部署にて在庫管理する。物品管理部署は、請求入力を受けて、供給する物品にSPDシールを貼付し部署へ納品する。このシールには、定数管理の物品と区別するため、

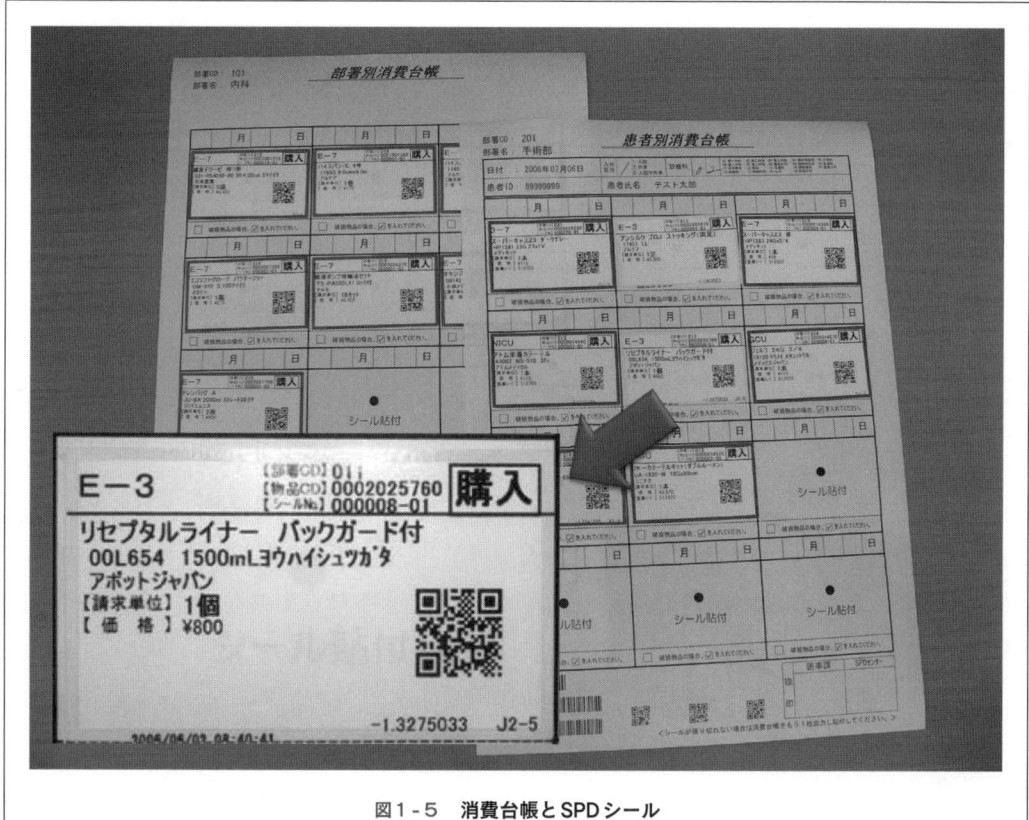

図1-5　消費台帳とSPDシール

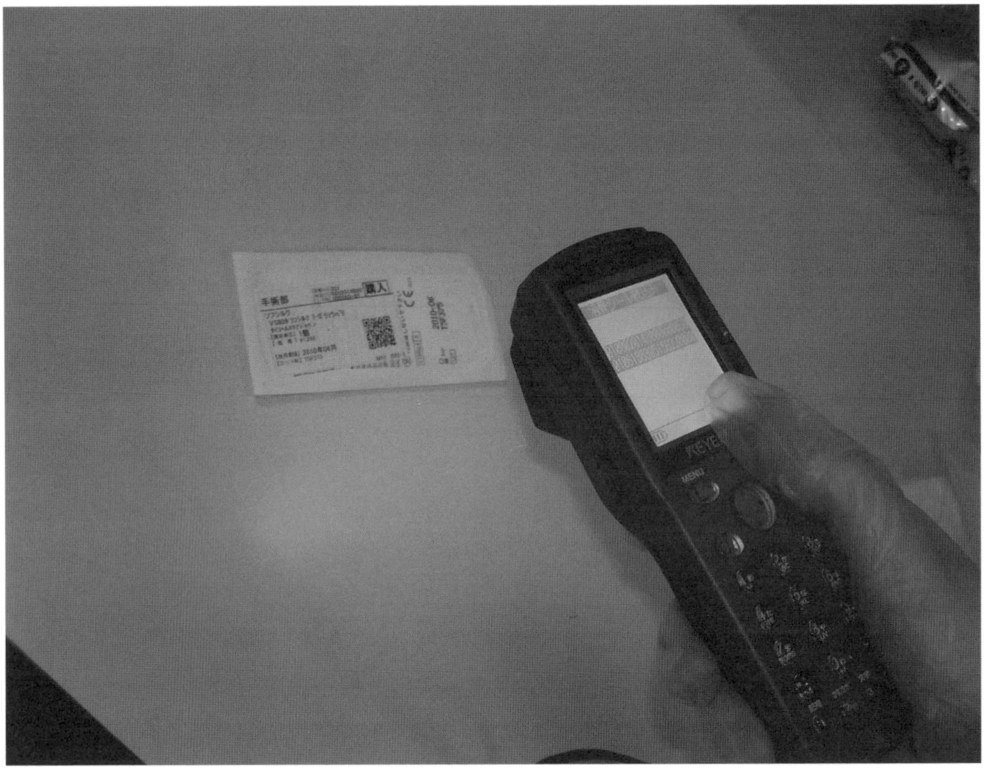

図1-6　2次元バーコードの読み取り

物品請求による納品であることがわかるようマークが付されている。物品使用時には定数同様にSPDシールを剥がし消費台帳に貼付する。消費台帳を担当者が日々回収しSPDシール情報を読み込む。読み込まれたシール情報より、消費実績への加算と部署在庫数の減算をする。ただし定数管理とは違い、補充処理は行わない。

(3)持込材料

手術準備段階で使用する材料のうち、規格が定まらないものについて、業者からの数種類規格品の持込入出管理と術後の使用材料の確認を行い、使用材料分だけの消費・購入実績を同時計上する。業者が材料を持ち込む前には、持込在庫表に品名・規格・ロット・期限・持込数を記入し納品する。持込品を納品した時、物品管理部署・手術室にて持込検品を行う。術中には、使用材料の数量を持込在庫表に記入する。手術後、持込在庫表にて使用材料・返却材料を確認する。用数確定後、SPDシステムにて持込実績登録を行い消費・購入実績を計上する。

3 SPDシステム導入のメリット

　SPDシステムを導入することで医療材料の調達業務を改善し、病院経営に役立てることができる。例として、①医療材料の規格を統一化し医療材料を一括購入することで医療材料費を削減することができる、②医療材料の預託契約をできる限り増やし病院在庫を削減し、不良在庫の削減と棚卸業務の改善ができる、③医事会計システムやオーダエントリシステムとSPDシステムを連携することで保険請求漏れの防止ができる、④医療材料費の予算管理が可能となり、次年度の経営に役立つ情報の提供ができる――などの導入効果が見込める[2,3,4]。

---

[2]　日本医療情報学会医療情報技師育成部会編『新版 医療情報　医療情報システム編』篠原出版新社、2009年
[3]　日本医療情報学会医療情報技師育成部会編『医療情報サブノート』篠原出版新社、2008年
[4]　小西敏郎、石原照夫、田中博著『電子カルテで変わる日本の医療　患者さん中心の医療をめざして』インターメディカ、2005年

8 病院情報システムの概要(5) 原価計算システム

　原価計算システムは単純な財務システムとは異なり、経営の基本計画策定に必要な原価情報を提供したり、予定原価を使って診断・治療の原価をシミュレーションするためのシステムである。他システムから金額データを受け取ってそれを分析するシステムであるため、単体のみの導入では分析をすることができない。すなわち他システムとの連携が、原価計算システムを稼働させるうえで重要となってくる。

1　各部門システムとの連携

　原価計算システムの構築には、他システムとの連携が必要である[※1]（図1-7）。特に、SPD（Supply Processing and Distribution）システム、医事会計システム、経営情報システムなど、費用や収益に関わるシステムとは密な連携が必要である。主な連携システムとして次の5つが挙げられる。

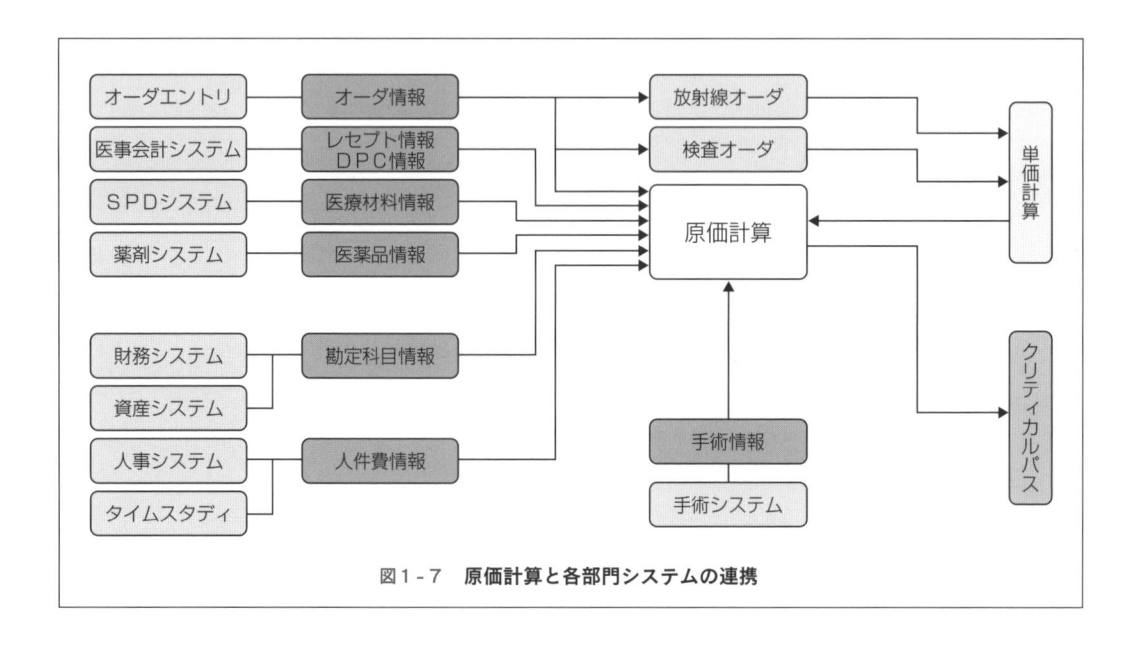

図1-7　原価計算と各部門システムの連携

※1　今中雄一著『医療の原価計算　患者別・診断群分類別コスティング・マニュアルと理論・実例』社会保険研究所、2004年

(1)医事会計システム

医事会計システムからは、病院の収益情報を収集する。原価計算を用いて経営情報を分析するうえでは、費用とともに収益の情報も必要となってくる。そのため、医事会計システムとの連携は必須となる。外来診療分であればレセプト電算データ、入院診療分であればDPCにおけるD・E・Fファイルから収益情報を収集する。

(2)オーダエントリシステム

オーダエントリシステムからは、薬剤・検査・手術などの各オーダの実施情報を収集する。オーダエントリシステムから実施情報を取得することにより、破損など医事請求しない実施情報も取り込める。しかし、場合によってはこの方法を取り入れることは難しい。SPDシステムや薬剤システムの購入情報とオーダエントリシステムの実施情報が連携されていない場合などである。それゆえ、医事会計システムから実施情報をとる方法が広く採用されているが、この方法では診療報酬請求対象外のデータは算定されないというデメリットがあるので留意すべきである[※2]。

(3)SPDシステム

SPD (Supply Processing and Distribution) システムからは、薬剤・診療材料の購入価格や購入数の情報を収集する。オーダエントリシステムのデータより薬剤・診療材料を使用した患者データがわかり、SPDシステムからその薬剤・診療材料の購入価格がわかるため、これらを連携させることで患者ごとの薬剤・診療材料の原価情報を計算することができる。

(4)経営情報システム

経営情報システムには、財務システム・資産システムなどが含まれる。財務システムからは、水道光熱費、委託費や諸経費、資産システムからは、減価償却費などの情報を収集する。これらの情報は直接使用した部署が明確とならない間接費となる場合が多い。そのため、職員数比率・面積比率・患者数比率など適切な配賦基準を決めて各部門へ配賦する必要がある。

(5)人事システム

人事システムからは、職員数とその配置部署、給与費などの情報を収集する。病院においては医療サービスを提供する患者への関わり方が複雑である。所属部署と、実際にサー

※2　今中雄一著『医療の原価計算　患者別・診断群分類別コスティング・マニュアルと理論・実例』社会保険研究所、2004年

ビスを提供する部署が異なる場合が数多くある。そのため、勤務実態調査（タイムスタディ）を実施して人事システムの給与情報と連携した情報を収集する必要がある。

2 連携時の注意点

各部門システムと連携の注意点として、部門の区分けの違いや部署コードの違いが挙げられる。各部門システムの対象部署が異なるため、部署の分け方や部署コードそのものが異なっている場合が多い。例として検査部門を挙げると、検査部門として全体の1つのコードで管理しているシステムもあれば、物流システムが往々にしてそうであるように、生理検査部門、血液検査部門、細胞検査部門などに分割し、それぞれコードをつけているシステムもある、といったことが起きる。システムごとに部署コードを作成していると、部署コードの統合が必要となってくる。

原価計算システムは各部署のデータと連携し活用していくため、分散し独立した各部門システムを統合することにもなる[※3]。これによって各部署のシステムの稼働状況の評価やパフォーマンス向上に結びつき、組織全体として最適化されたシステムの構築につながっていくと考えられる。

※3　今中雄一著『医療の原価計算　患者別・診断群分類別コスティング・マニュアルと理論・実例』社会保険研究所、2004年

9 病院情報システムの概要(6) 地域連携システム

1 地域連携システム

　2001(平成13)年、国のIT政策の一環として厚生労働省から出された「保健医療分野の情報化にむけてのグランドデザイン(第1次提言)」[※1]によると、1患者、1地域、1カルテの方向性が示されている。患者情報を地域で共有することには大きなメリットがある。例えば体調が悪くなり受診したときに検査を受けたとして、そのときの検査結果を他病院とも共有することができれば同じ検査を受けなくてすむようになる。検査情報を共有することで無駄な検査をする必要がなくなり、患者の検査にかかる負担や時間の軽減ができ、さらに医療費を抑制することができる。将来的には、Electronic Health Record(EHR)という、生涯を通じた個人の健康情報活用へという流れが提案されている。

　このような仕組みが幅広く利用されるためには、IT知識を持っていない一般利用者でも操作できることが重要である。そのためにはクライアントアプリケーションのようにそれぞれの端末にインストールして利用するシステムではなく、インターネットブラウザでアクセスするだけで利用できる方法が望まれている。しかし、実際には特定の医療情報システムに依存し、他病院との連携がとれずに運用がままならないシステムが多い。

　インターネットブラウザで利用できるシステムを構築するためには、同一サーバ上でシステムを利用する必要があり、インターネットの通信速度やサーバの処理能力に依存してしまう。そのために、幅広く使うためには膨大な設備が必要となり費用もかかる。これらの設備として、データセンター上にシステムを構築し共有して利用する方法がとられることが多い。

　また、これらのデータの中には患者の個人情報が多く含まれており、セキュリティ対策が非常に重要となる。現在では、暗号化通信であるSecure Socket Layer(SSL)や、公衆回線を専用回線であるかのように利用するVirtual Private Network(VPN)などの技術を利用してセキュリティ対策を行っている。しかしながらこれらの設定には高度な知識が必要となるために、誰でもセキュアな通信を行える手段とはなっていない。

※1　厚生労働省「保健医療分野の情報化にむけてのグランドデザイン(第1次提言)」、2001年、http://www.mhlw.go.jp/houdou/0108/h0808-4.html (Accessed on 2010/4/1)

2　医療機関の機能分化と地域連携

　厚生労働省は、2003(平成15)年8月に「医療提供体制の改革のビジョン」を公表した[※2]。このビジョンの中では、患者の視点の尊重、質が高く効率的な医療の提供、医療の基盤整備が提示されている。そのために医療機関の機能分化・重点化・効率化を行う、すなわち一般病床と療養病床の区分の推進、機能分化の推進、病診連携・地域医療連携の推進することが示されており、地域連携の重要性が唱えられている。

　このようなビジョンが考えられた背景には、経費やマンパワーの不足が挙げられる。1つの医療機関ですべての診察ができる総合病院ではなく、それぞれが特徴を出し、急性期病院などの地域の中核病院で手術を行い、術後のリハビリなどは地域の診療所や一般病院などで行うようにすることが求められている。すると、同じ患者が複数の医療機関にかかることになるが、地域連携システムを導入し患者の診療情報を共有化することで、診療情報のやりとりをする必要がなくなり効率化が図れる。今後のニーズに対応していくためには、紹介状のやりとりや患者の診療情報のやりとりができるシステムが必要となるために、地域連携システムが注目されている。

　以下に、近年運用が始まった地域連携システムを紹介する。

(1) 長崎地域医療連携ネットワークシステム(あじさいネット)[※3]

　患者の同意のもと、診療情報を地域の複数の医療機関で共有することによって、各施設で患者が受けた検査、診断、治療内容、説明内容を正確に把握し、診療に反映させ、地域医療の質の向上を目指している。

(2) 東海ネット医療フォーラム・NPO[※4]

　東海ネット医療フォーラム・NPOは、東海医療情報ネットワークコンソーシアムと共同で「社会が求める医療」と「高度な医療生活圏」の確立を推進するため、2006(平成18)年4月に設立した非営利活動法人である。脳卒中地域連携クリティカルパスを電子化したシステムを構築し、運用を実施している。

(3) かがわ遠隔医療ネットワーク(K-MIX)[※5]

　香川県と香川県医師会、香川大学医学部が一体となって運用する遠隔画像診断の支援を主体としたシステムで、CTなどの画像を他の病院に読影依頼し診断に役立てたり、紹介状を送って事前に患者の予約をとれるようにしている。

※2　厚生労働省「医療提供体制の改革のビジョン」2003年、http://www.mhlw.go.jp/houdou/2003/04/h0430-3a.html (Accessed on 2010/4/1)
※3　長崎地域医療連携ネットワークシステム「あじさいネットワーク」、http://www.hosp.go.jp/~nagasaki/ajisai/index.html (Accessed on 2010/4/1)
※4　東海ネット医療フォーラム・NPO「メディネット東海」、http://www.medinet-tokai.com/npo/index.html (Accessed on 2010/4/1)
※5　香川県医師会「かがわ遠隔医療ネットワーク(K-MIX)」、http://www.m-ix.jp/ (Accessed on 2010/4/1)

第2章
病院情報システムの活用と情報の利用

1. 病院情報システム導入の意義と医療情報の1次利用
2. 医療情報の2次利用(1)DPCとは
3. 医療情報の2次利用(2)DPCとクリティカルパス
4. 医療情報の2次利用(3)DPCと地域連携
5. 医療情報の2次利用(4)原価計算と病院経営
6. 医療情報の2次利用(5)クリニカル・インディケーター

　この章では、病院情報システムの導入における意義を説くとともに、システムによって集められた電子化された医療情報をどのように活用が可能か、目的別に1次利用と2次利用に分け、それぞれ具体的な例を挙げて解説する。

1 病院情報システム導入の意義と医療情報の1次利用

　第1章に挙げたような病院情報システムの活用にはどのようなメリットがあるのだろうか。また、システムを使って集められた、電子化された医療情報はどのように活用されうるのか。ここでは、病院情報システム導入の意義と医療情報の1次利用について解説する。

1　病院情報システム導入の意義

　病院情報システムを導入する意義は、バック・オフィスの業務の効率化にある。具体的には、次のような点が挙げられる。

(1) 業務のスピード・アップ

　病院情報システムが、膨大な量のデータを扱う医事部門や検査部門から導入されたことからわかるように、業務を自動化することで大幅な効率アップにつながる。手作業が減ることで、データの二重入力や二重チェックといった無駄も減らせる[※1]。

(2) 情報の一元管理

　すべての患者情報を集約して一元管理することで、保全に際しての安全性が高まる。紙カルテの時代には医師が書いたカルテ、看護師による看護記録などが分散してファイリングされ、保管されていた。場合によっては入院カルテと外来カルテも別々に保管されることもあった。電子カルテ導入によってカルテを一元管理することができ、またカルテ紛失のリスクも減少した。

(3) 人件費削減

　オーダエントリシステム導入以前はメッセンジャーがカルテや検査依頼書を医事部門や検査部門に運ぶなどマンパワーに頼る部分があったが、病院情報システムの進展によってシステム上で情報共有が可能になった。その他、医事部門などで業務が効率化されたことにより少ない職員数でも業務を進めることが可能になった。

※1　グロービス・マネジメント・インスティテュート著『MBAオペレーション戦略』(p.157)、ダイヤモンド社、2001年

2　医療情報の1次利用の意義

(1) 医療情報の1次利用と2次利用

　病院情報システムによって収集した電子化された情報は様々な用途に使われるが、大きく分けて1次利用と2次利用に分けられる。
　1次利用とは、本来の収集目的である患者に対する医療サービスの提供のために集めた医療情報を用いることを指す。2次利用とは、医療情報を統計処理など本来の収集目的とは異なる目的に利用することを指し、経営指標や診療指標の作成などもこれにあたる[※2]。

(2) 電子化された医療情報の1次利用におけるメリット

　病院情報システムによって集められ電子化された医療情報は、1次利用においてどういった価値があるのだろう。医療現場においては、医療行為の支援に寄与、バック・オフィスにおいては業務の効率化に貢献している。

(1) チーム医療の促進

　病院情報システムの導入以前は、医師が記載する紙カルテがあったり、看護師による看護記録があったり、作業療法士や臨床心理士もそれぞれ患者記録を持っていたりと、1人の患者に関する情報が様々なところに分散しており、全情報を把握したうえで患者の現状を判断するということが難しかった。電子カルテシステムやオーダエントリシステムを導入することで患者に関する情報が一元化され、医師やコメディカルが情報を共有し、チーム医療にあたりやすくなった[※3]。

(2) 医療行為の標準化

　知的労働は一般的に、各業務が定型化されておらず業務効率をアップさせるのは難しいと考えられていた。しかし、近年では知的労働の多くの業務もITの導入によって定型化が可能であることがわかってきている[※4]。診療行為もその1つである。例えば、問診のテンプレートを作成して患者と医師のやりとりを定型化することができる。徳島大学病院では電子カルテ導入の際に、問診テンプレートを作成した。結果、医療の標準化につながっている。
　また、抗がん剤など投与量を正確に把握すべき薬剤等について投与量や累積投与量の計

※2　日本医療情報学会、医療情報技師育成部会編『第2版医療情報 医療情報情報システム編』(p.14)、篠原出版新社、2006年
※3　日経メディカルオンライン「医療とIT 医療現場改革にITを生かす：情報の一元化・共有化でチーム医療を促進」、
　　 http://medical.nikkeibp.co.jp/inc/all/special/it/casestudy/201003/514476_2.html (Accessed on 2010/3/10)
※4　グロービス・マネジメント・インスティテュート著『MBAオペレーション戦略』(p.158)、ダイヤモンド社、2001年

算などを組み込むことで、過度に投与されるとアラームが出て投与事故を回避できる仕組みなどもある[※5]。

(3) 患者に対する医療サービス提供のスピード・アップ

　システム化によって患者の外来診療中に検査などの予約がとれるようになり、待ち時間短縮に大いに貢献した。システム化以前は、患者が複数の科を回りそれぞれ受付で予約をとる必要があり、患者にとってのロスタイムが長かった。

　また、院内の各種情報が医師の端末から見られるようになると、患者に対する診療計画が立てやすくなり、迅速に医療サービスを提供できるようになる。例えば、検査部門の予約状況や病棟の空床状況が診療科の端末から医師が見られると、混雑していない検査から受けるなどの手配ができる[※6]。

[※5] 小山博史著「病院における情報システム導入とその注意点」2008年、
　http://cbie-cancerprev.cie.m.u-tokyo.ac.jp:8090/Plone1/him/hospital-information-system-consulting/3-75c59662306b304a3051308b60c5583130b730b930c630e05c0e51653068305d306e6ce8610f70b9/（Accessed on 2010/3/5）

[※6] 小山博史著「病院における情報システム導入とその注意点」2008年、
　http://cbie-cancerprev.cie.m.u-tokyo.ac.jp:8090/Plone1/him/hospital-information-system-consulting/3-75c59662306b304a3051308b60c5583130b730b930c630e05c0e51653068305d306e6ce8610f70b9/（Accessed on 2010/3/5

2 医療情報の2次利用（1）DPCとは

　電子化された医療情報は、先に挙げた1次利用に加え様々な形で2次利用していくことが重要である。DPCは現在最も日本で普及している医療情報の標準化ツールであり、DPCに関連づけられた情報が、診療や経営の指標作成などを目的に2次利用されていることが多い。

1　DPCの概要

(1) DPCの目的

　DPCとはDiagnosis Procedure Combinationの略で、日本語では「診断群分類」といわれる。病名と診療内容（手術、処置、一部薬剤の使用）が14桁の英数字で表されており、入院における急性期医療の診療報酬の包括評価制度に用いられている。社会の高齢化や国民の医療に対する要求基準の高まりによって医療の質の向上と医療費の適正化が求められる中、医療の質と資源投下を評価するための医療の情報標準化ツールとして開発された。DPCによって、各疾病の平均在院日数などの臨床の質に関する指標（クリニカル・インディケーター）の作成や、医療経営の状況に関する比較（ベンチマーキング）が可能になる。これらを通して医療における臨床、経営の両面の改善を図っていくことが、DPC導入の最も重要な目的である（表2-1）。

表2-1　DPCの目的

(1)	医療の質の向上と情報開示
(2)	医療の標準化と透明化
(3)	標準的な治療と価格を明らかにする
(4)	病院運営をスムーズにする
(5)	医療費を分析、コントロールするデータベース
(6)	病院の機能分化

第2章 病院情報システムの活用と情報の利用

(2) DPCコードの意味

　DPCコードは、どのような病気で入院し、どのような治療を行ったかを表している（図2-1）。14桁のコードにはそれぞれ意味が定義されており、大きく分けて最初の上位6

```
        病名              診療内容
   ┌─────────┐    ┌────────────────────────┐
   01  0060   x   0   02   x   0   x   x
   ↑   ↑     ↑   ↑   ↑    ↑   ↑   ↑   ↑
   主  分    （  年  手    手  手   副  重
   要  類     廃  齢  術    術  術   傷  傷
   診  コ     止  ・  等    ・  ・   病  度
   断  ー     ）  体  サ    処  処   名  等
   群  ド        重  ブ    置  置
                 J  分    等   等
                 C  類    1   2
                 S
                 条
                 件
```

X：該当する項目がない場合使用

図2-1　DPCコードの構成内訳

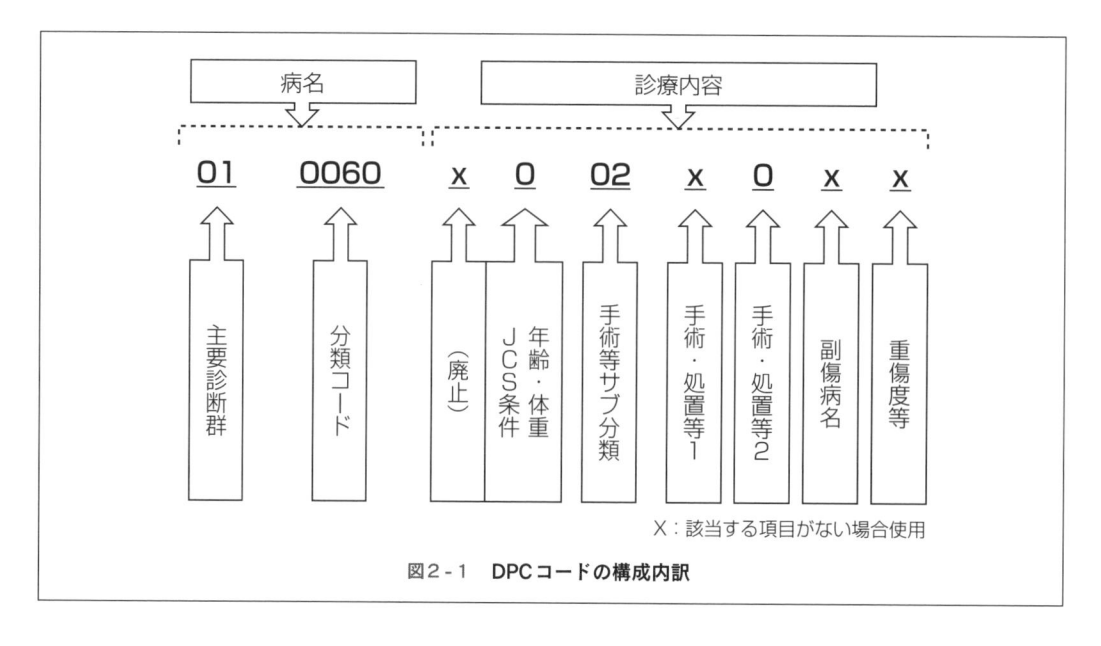

表2-2　MDCコード一覧

MDCコード	分類
01	神経系疾患
02	眼科系疾患
03	耳鼻咽喉科系疾患
04	呼吸器系疾患
05	循環器系疾患
06	消化器系疾患、肝臓・胆道・膵臓疾患
07	筋骨格系疾患
08	皮膚・皮下組織の疾患
09	乳房の疾患
10	内分泌・栄養・代謝に関する疾患
11	腎・尿路系疾患および男性生殖系疾患
12	女性生殖器系疾患および産褥期疾患・異常妊娠分娩
13	血液・造血器・免疫臓器の疾患
14	新生児疾患、先天性奇形
15	小児疾患
16	外傷・熱傷・中毒
17	精神疾患
18	その他

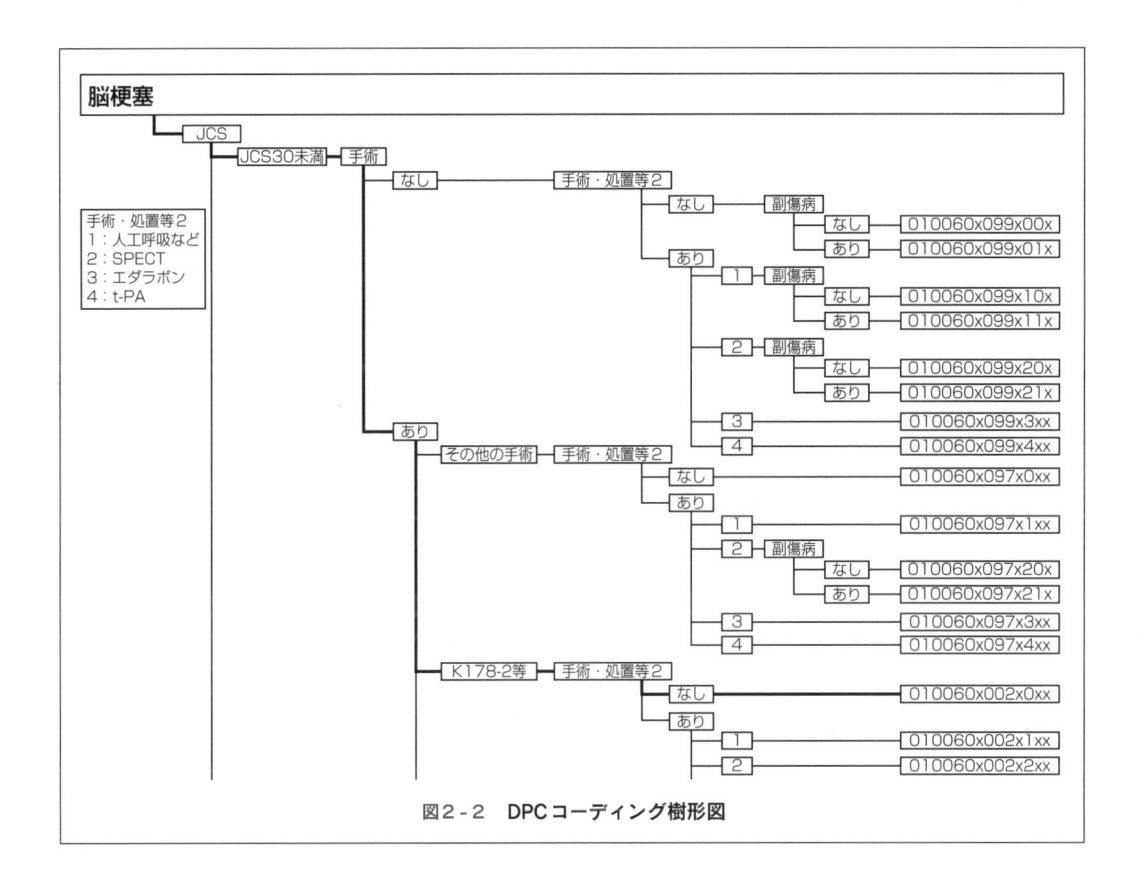

図2-2 DPCコーディング樹形図

桁で病名を表している。さらに、続く下位8桁では診療内容を表している。上位6桁のうち、最初の2桁は主要診断群（MDC：Major Diagnosis Category）といわれ、病名を部位・臓器別に分類するコードになっており、01～18の18分類に分かれている（表2-2）。下位8桁は入院中に行った診療内容を表しており、下位8桁中の3～4桁目の「手術等サブ分類」で行った手術を表している。続く5～6桁目でその他の補助手術、処置や化学療法、放射線療法などの有無を表しており、7桁目の「副傷病名」では併存症や続発症、合併症の有無を表している。実際にDPCコードを決定する際には図2-2で示す樹形図や、DPCコーディングシステムを利用するのが一般的である。

2　DPCの現状

診断群分類に応じた包括評価の仕組みは、1998（平成10）年に国立病院などの10病院で試験的に導入されてから研究、改良が進められ、DPCとして2003（平成15）年に全国の特定機能病院82病院を中心に導入されている。2009（平成21）年4月の時点でDPCによる包括支払を実施しているDPC対象病院は1,283施設、包括支払い実施に向けての準備のために調査用データを提出しているDPC準備病院は274施設と、全国で1,557施設が

DPCを運用している。これは全国の病床数の52.3％にあたり、半数以上でDPCの運用がされていることになる[※1]。

また、DPC対象病院、準備病院ともに、DPC対象の疾患患者に関してレセプトのほか入院の契機や重症度などの診療情報を提出することが求められている。厚生労働省はこの調査データをもとに平均的治療行為を把握し、2年に1回、DPCの見直しを行っている。後述するDPCによる出来高評価の診療報酬請求での点数配点、入院期間日数の決定なども調査データをもとに決定されている。

3　DPCと診療報酬

医療の情報標準化ツールとして開発されたDPCは、入院における診療報酬の包括評価に利用されている。現在、診療報酬の評価方式は「出来高評価」と「包括評価」の2種類がある。出来高評価は外来と急性期以外の入院での評価方法で、厚生労働省が定める「医科診療報酬点数表」および「薬価基準」に基づいて診療報酬を算定する。出来高評価では、基本的に診療行為を行った分の診療報酬を請求することができる。これに対し急性期の入院で導入されている包括評価は、入院中治療した病名、治療内容によって1日当たりの診療報酬が定められている。つまり、診療行為の多寡に関係なく診療報酬が決まる。また、慢性期、回復期・維持期の症例のほか、急性期でも例外的な症例はDPC対象外となる（表2-3）。

表2-3　DPC対象外となる症例

（1）	療養病棟、精神病棟の患者
（2）	入院後24時間以内の死亡患者または生後7日以内に死亡した新生児
（3）	治験の対象患者
（4）	臓器移植患者
（5）	先進医療である療養を受ける患者
（6）	厚生労働大臣が定める処置・手術を施行した患者

DPCによる包括評価では、DPCコードごとに1日当たりの診療報酬が定められている。図2-3のように入院期間に応じた診療報酬が設定されており、第Ⅰ日、第Ⅱ日を過ぎるにつれて診療報酬が低くなるよう傾斜配点になっている。また、第Ⅲ日を過ぎると従来の出来高評価による算定となる。これら第Ⅰ日、Ⅱ日、Ⅲ日もDPCコードごとに設定されている。傾斜配点にはAパターン（標準的な配点）、Bパターン（入院初期に大きく偏った配点）、Cパターン（入院期間に伴う傾斜が小さい）の3パターンが存在し、治療内容に対

[※1] 厚生労働省 診療報酬調査専門委員会・DPC評価分科会「DPCにおける今後の課題における検討」、2009年4月10日議事録、http://www.mhlw.go.jp/shingi/2009/04/s0410-4.html（Accessed on 2010/4/3）

して最も適切なパターンが割り当てられている。例えば、化学療法の場合は入院初期に医療資源を多く投入するためBパターンの配点になっているなどである。さらに、病院の全体的な機能などを評価した「医療機関別係数」が医療機関ごとに設定されている。DPCコードと入院期間によって決定された点数に、この係数をかけることにより、最終的に包括評価点数が決定する。

DPCによる包括評価でもすべての診療行為が包括されるのではなく、病院運営コスト的要素(ホスピタルフィー)を包括評価で算定し、手術や患者への指導管理などの医師の専門的要素(ドクターフィー)については出来高評価で算定し、合算する(図2-4)。

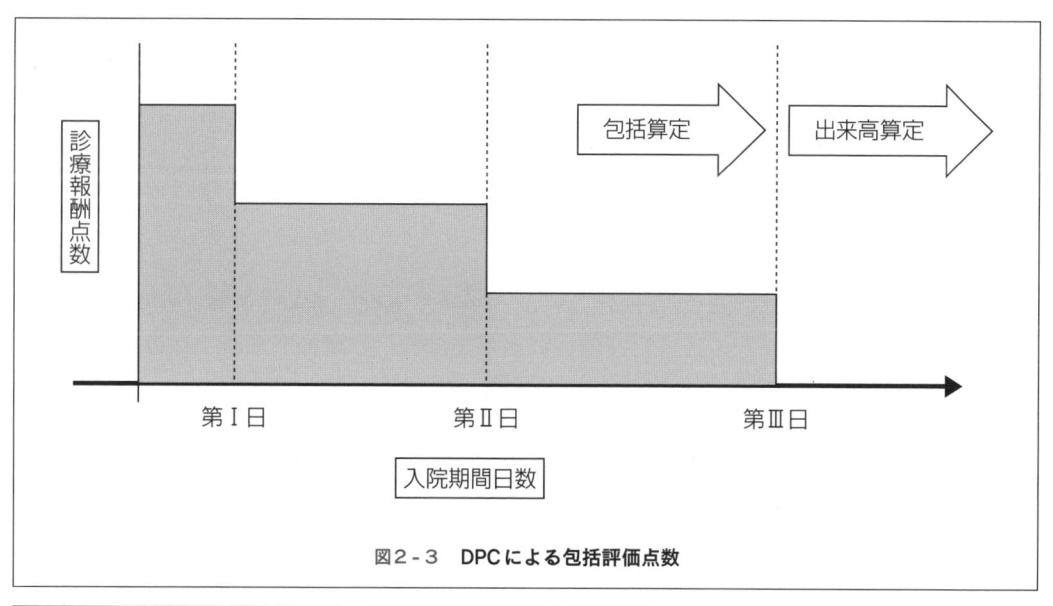

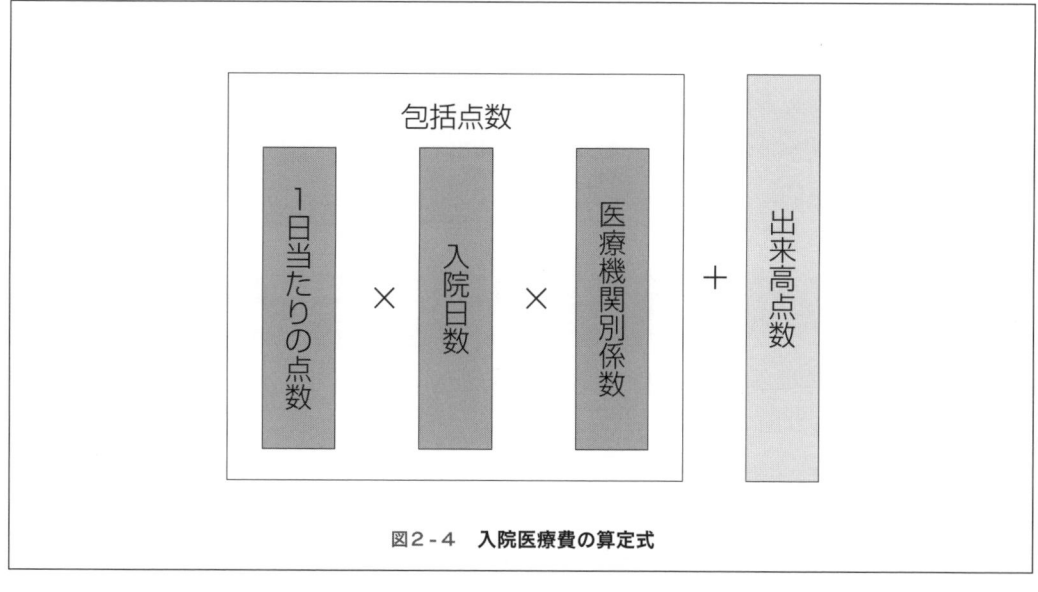

図2-3 DPCによる包括評価点数

図2-4 入院医療費の算定式

包括点数 = 1日当たりの点数 × 入院日数 × 医療機関別係数 + 出来高点数

第2章 病院情報システムの活用と情報の利用

3 医療情報の2次利用（2）DPCとクリティカルパス

DPCは、治療計画を示すクリティカルパスの作成にも応用できる。

1 クリティカルパスとは

　クリティカルパスとは、ある疾患の診療を行うにあたり治療計画と臨床経過について、医師、看護師を始めとするコメディカル、医療ソーシャルワーカー(Medical Social Worker：MSW)らスタッフが情報共有するためのものである。患者説明にも活用できる。従来の医師中心の治療体制から各職種の医療スタッフがチームとして患者の治療にあたるチーム医療への移行が進むにつれ、情報共有ツールとしてクリティカルパスが重要視され、医療機関で導入されてきた。また、計画性のある効率的で標準的な医療の提供とそれにともなう在院日数の短縮も、クリティカルパスの導入効果として期待されている。

　クリティカルパスは情報共有の範囲と対象によって大きく3種類に分けられる。通常のクリティカルパスは医療機関内での情報共有を目的としており、患者の入院、手術から退院までを範囲としている。この場合は、医療スタッフ間での情報共有を目的とした医療者向けパス（図2-5）と、患者への治療計画の説明に用いられる患者向けパス（図2-6）がある。また、情報共有の範囲を院内から連携先医療機関に広げ、転院する患者の状態、治療経過を紹介先と共有する地域連携パスも存在する。特に、急性期、回復期・維持期病院などと機能分化が進み地域における医療連携の必要性が高まるにともない、地域連携パスも重要視され、導入が進められている。診療報酬においても、転院、退院時の連携先機関との情報共有が重点的に評価されるようになってきている。

2 DPCのクリティカルパスへの応用

　クリティカルパスは各施設での診療実績に基づいて作成される。過去の症例を分析し、行われた診療内容をエビデンスに基づいて客観的に標準化することが必要になる。従来はすべての診療情報データを分析することは難しく、医師や看護師の経験をもとにキーとなる症例を分析し、クリティカルパスを作成していた。

　しかし、DPCを利用することにより、入院の情報データすべてを分析し、クリティカ

ルパスを作成することが可能になる。これにより、EBM（Evidence Based Medicine：根拠〈証拠〉に基づく医療）を実践することにもつながる。40ページで前述したように14桁の英数字で表されるDPCコードは、治療に最も医療資源を要した病名、手術・処置などの治療内容、副傷病の有無を表している。このDPCコードを利用することにより、症例を病名ごと、手術・処置内容ごと、副傷病の有無ごとに抽出、集計することが可能になる。さらに、DPC導入影響調査データやDPCレセプトデータを利用すれば、DPCコードと紐付いてその症例で行った治療内容すべてを集計することも可能である。従来ではカルテをめくり、適当な症例を探す必要があったが、DPCを利用することで症例を全体的に分析することが可能になる。

　それでは、どの疾病から優先的にクリティカルパスを導入すべきだろうか。以下に、DPCと組み合わせて、優先順位決定のツールとなる「パレート分析」と「在院日数分析」を紹介する。

3　パレート分析と在院日数分析

(1) パレート分析

　パレート分析は「パレートの法則」を利用した分析手法である。「パレートの法則」とはイタリアの経済学者ヴィルフレド・パレートによって提唱された経験則で、全体の数値の大部分は、構成する一部の要素が生み出しているとの説である。ビジネスではよく、「全商品銘柄の2割が、売上の8割を占める」などといわれるが、これを医療にあてはめると「全疾患の2割が、症例数・包括総収入の8割を占める」と仮定することができる（図2 - 7）。症例数の少ない疾患についてクリティカルパスを作成するのは、パス作成にかかる手間、導入後の効果を考えると、あまり効率的ではない。そこで、DPCコードごとに症例数、包括総収入を集計することで、症例数が多く、クリティカルパス作成効果の高い疾患を絞り込むことができる。さらに、病院経営的な視点から分析すれば、包括総収入の多い疾患についてクリティカルパスを導入することで、サービスの効率化、在院日数の削減を期待することができ、病院収益の向上にも貢献可能である。

(2) 在院日数分析

　治療行為が症例ごとにばらついていない疾患の方が、クリティカルパスは作成しやすいはずである。逆に、治療行為がばらついている場合は、副傷病や年齢層などの理由で診療行為が症例ごとに異なり、クリティカルパスを作成しづらい可能性がある。1つのDPCコードについて、治療行為のばらつき具合を在院日数によって把握し、クリティカルパスを作成しやすい疾病を見つけるのが「在院日数分析」である（図2 - 8）。

第2章 病院情報システムの活用と情報の利用

婦人科腹腔鏡手術共通　クリティカルパス（医療者用）

経過	入院当日〜手術前々日	手術前日	手術日（術前）
初期条件	精神身体的に問題なく、手術に臨むことができる（手術搬入までパスに従う）		婦人科主治医指示 搬入時持参物 カルテ、X線写真、ECG その他
達成目標			
検査	抗生剤皮内テスト　　　判定 （　　　　）→（　　　） （　　　　）→（　　　）		
教育・指導	医師術前説明（同意書確認） 入院診療計画書確認（外来で手渡し済） 看護師入院時オリエンテーション	OP前オリエンテーション 患者用パス説明	麻酔科指示 搬入時間　　時　　分　　・　　TF 前投薬時間　　時　分・後で指示 前投薬内容（　　　　　　　　　） 24時以降絶食 搬入3時間前まで水分のみ摂取可能
書類 *コーディネイション	*手術申し込み *麻酔科申し込み *輸血申し込み	麻酔科医診察	
薬剤（内服）		マグコロール内服（14時）	
薬剤（注射）			
処置	患者用リストバンド装着 医師診察（外診、内診）	臍処置除毛 （部位はマニュアル参照）	浣腸 血液型リストバンド装着
食事	常食	常食	0時以降絶食
安静度	フリー	フリー	
日常生活援助	入浴・洗髪	入浴・洗髪	
看護診断	*不安	*不安	
看護評価 （アウトカム）	*攻撃のコントロール ・感情の表出が出来る *受容：健康状態 ・健康状態に対する反応	*受容：健康状態 ・目的意識を新たにする	
看護介入 観察項目含む	*家族や重要他者を参加させる *注意深く聞く *不安の表出の援助	*術後のルーチン処置と目的を説明	
バリアンス			
署名			

適用基準：
合併症を有しない良性婦人科疾患に限る

アウトカムスケール
		1	2	3	4	5
攻撃のコントロール		見られない	まれに見られる	時々見られる	しばしば見られる	常に見られる
受容：健康状態		なし	限局的	中等度	かなりの程度	非常に
免疫状態		極度に障害	強度に障害	中等度に障害	軽度に障害	障害なし
体温調節機能		極度に障害	強度に障害	中等度に障害	軽度に障害	障害なし
体液の状態		極度に障害	強度に障害	中等度に障害	軽度に障害	障害なし
安楽のレベル		なし	限局的	中等度	かなりの程度	非常に

図2-5　医療者向けパスの例（腹腔鏡手術・徳島大学病院）

医療情報の2次利用(2)DPCとクリティカルパス ❸

患者氏名（　　　　　　　　　　　　　）

手術日（術後）	術後1日目	術後2日目〜術後3日目	術後4日目〜術後5日目
手術が安全に終了し 　出血200ml以下、手術時間3時間以内 （主治医指示：手術翌日朝までパスに従う）	疼痛が軽微で、腸音の聴取が容易である 創部からの出血、性器出血が無い。 （主治医指示：退院までパスに従う）	シャワーが可能であり、 退院へ向けて準備が進んでいる	＜退院基準＞ 退院基準 ・感染徴候がない（白血球・CRPが正常） ・貧血がない ・創部に異常がない ・退院指導の内容が理解でき退院後の生活が可能である
痛みがコントロールされ、重篤な合併症が無い 創部、腟からの出血、浸出液は少量 バイタルサインに異常が無い 病理組織提出	痛みがほとんど無く、トイレ歩行が可能 食事が可能 血液データに異常が無い 採血検査（一般・電解質）		
医師術後説明			
術後指示			医師退院説明 退院時診察 看護婦退院指導
・疼痛時　ボルタレン坐薬25ｍｇ ・悪心、嘔吐時　プリンペラン1Aバック内 ・尿量減少時（100ml/3時間）　輸液量up 　効果なければラシックス1/2Aバック内			退院時患者説明書 次回来院日
持続点滴・抗生剤点滴（帰室時・夜） （腹腔鏡術後輸液セット）	持続点滴・抗生剤静注（朝・夕） 夕方静脈ライン抜去	抗生剤静注（朝・夕）	抗生剤静注（朝・夕）
	診察（創部処置） 午後膀胱カテ抜去	退院時診察 抜糸	退院時診察 抜糸
絶食（術後4時間より水分摂取許可）	水分摂取可、夕方より流動食開始	2日目朝全粥、昼から常食	常食
	室内で排泄（ポータブル）	自力歩行、病棟トイレ使用	自力歩行、病棟トイレ使用
歯ブラシ・含嗽 洗面 体位変換	歯ブラシ・含嗽 洗面 全身清拭 寝衣交換 環境整備 歩行介助 配茶・配下膳	配茶・配下膳 シャワー可 洗髪	シャワー可
＊感染リスク状態 ＊体液量不足 ＊非効果的気道浄化 ＊急性疼痛	＊感染リスク状態 ＊体液量不足 ＊非効果的気道浄化 ＊急性疼痛	＊感染リスク状態 ＊急性疼痛	＊感染リスク状態 ＊急性疼痛
＊免疫状態 ・正常な皮膚 ＊体液の状態 ・血圧：正常範囲内 ・尿量：正常範囲内 ・末梢に浮腫がない ＊体温調節機能 ・体温：正常範囲内 ＊呼吸の状態：換気 ・呼吸数が正常 ・正常な呼吸音 ・喀痰喀出困難がない ＊安楽のレベル ・疼痛コントロールへの満足の表現 ＊疼痛レベル ・苦痛表情 ・疼痛の訴え	＊免疫状態 ・正常な皮膚 ＊体液の状態 ・血圧：正常範囲内 ・尿量：正常範囲内 ・末梢に浮腫がない ＊体温調節機能 ・体温：正常範囲内 ＊呼吸の状態：換気 ・正常な呼吸音 ・喀痰喀出困難がない ＊安楽のレベル ・疼痛コントロールへの満足の表現 ＊疼痛レベル ・苦痛表情 ・疼痛の訴え	＊免疫状態 ・正常な皮膚 ＊疼痛レベル ・苦痛表情 ・疼痛の訴え ＊安楽のレベル ・疼痛コントロールへの満足の表現	＊免疫状態 ・正常な皮膚 ＊疼痛レベル ・苦痛表情 ・疼痛の訴え ＊安楽のレベル ・疼痛コントロールへの満足の表現
＊切開創や傷の状態を調べる ＊全身と局部の感染の徴候のモニタ- ＊浮腫の部位と程度を観察 ＊尿量測定（量、比重、性状） ＊血圧、脈拍、体温、呼吸の観察 ＊深呼吸、体位変換、咳嗽を指導 ＊呼吸音の聴診 ＊適切な酸素投与 ＊痛みの変化をモニタリング ＊鎮痛剤の効果をアセスメント ＊腸雑音聴取	＊切開創や傷の状態を調べる ＊全身と局部の感染の徴候のモニタ- ＊浮腫の部位と程度を観察（性状） ＊尿量測定（量、比重、性状） ＊血圧、脈拍、体温、呼吸の観察 ＊効果的な咳嗽方法の指導 ＊呼吸音の聴診 ＊痛みの変化をモニタリング ＊鎮痛剤の効果をアセスメント ＊腸雑音聴取	＊切開創や傷の状態を調べる ＊血圧、脈拍、 　体温、呼吸の観察 ＊痛みの変化をモニタリング	＊切開創や傷の状態を調べる ＊血圧、脈拍、 　体温、呼吸の観察 ＊痛みの変化をモニタリング

疼痛レベル　　　1．厳しい　　　2．強度　　　3．中等度　　　4．軽度　　　5．なし
呼吸状態：換気　1．極度に障害　2．強度に障害　3．中等度に障害　4．軽度に障害　5．障害なし
排便　　　　　　1．極度に障害　2．強度に障害　3．中等度に障害　4．軽度に障害　5．障害なし

（日本医療マネジメント学会、医療情報システム開発センター、「クリティカルパス・ライブラリー」、http://epath.medis.jp/e-cp_file4.html〈Accessed on 2010/3/5〉）

第2章 病院情報システムの活用と情報の利用

腹腔鏡下手術を受けられる患者様へ

入院病日	入院～手術前々日	手術前日	手術当日		術後1日目	術後2日目	術後3～5日目
			手術前	帰室後			
月日							
食事	常食	常食	絶飲食	絶飲食	朝より水分開始 昼流動食、夕全粥	朝から常食	常食
安静度	安静度自由	安静度自由		帰室後2時間ごとに体位変換をしましょう	ベッドUP90度 午後より歩行介助	病棟内歩行 ディールームで食事	安静度自由
排泄	トイレ	トイレ	トイレ	おしっこの管を入れて帰ってきます	点滴が終われば管を抜きます。部屋のトイレを使用してください	トイレ	
清潔	シャワー 洗髪	シャワー・洗髪 爪切り		帰室後麻酔より覚めたらうがいをしましょう。寝る前に寝たままで歯磨きと顔を拭きます	朝、歯磨きと顔拭きの介助をします。身体を拭きます。寝る前に歯磨き洗顔をしましょう。	2日目にシャワーシャンプー可	▶▶▶
治療・処置		臍処置 除毛	グリセリン浣腸・前麻酔 午後の手術時は点滴をします	点滴は翌日の夕方まで入れておきます	ガーゼ交換 夕方点滴を抜きます	▶▶▶	抜糸 (3～5日目)
薬		15時頃下剤を服用してください		腰痛時湿布を貼ります			手術後3日間排便のない時下剤を飲みます
教育・説明・指導	入院診療計画書 入院オリエンテーション	手術前オリエンテーション		全身麻酔時酸素吸入します。30分ごとに3回ずつ深呼吸をしましょう			退院指導

(日本医療マネジメント学会、医療情報システム開発センター、「クリティカルパス・ライブラリー」、http://epath.medis.jp/e-cp_file4.html〈Accessed on 2010/3/5〉)

図2-6 患者向けパスの例(腹腔鏡手術・徳島大学病院)

図2-7　パレート分析

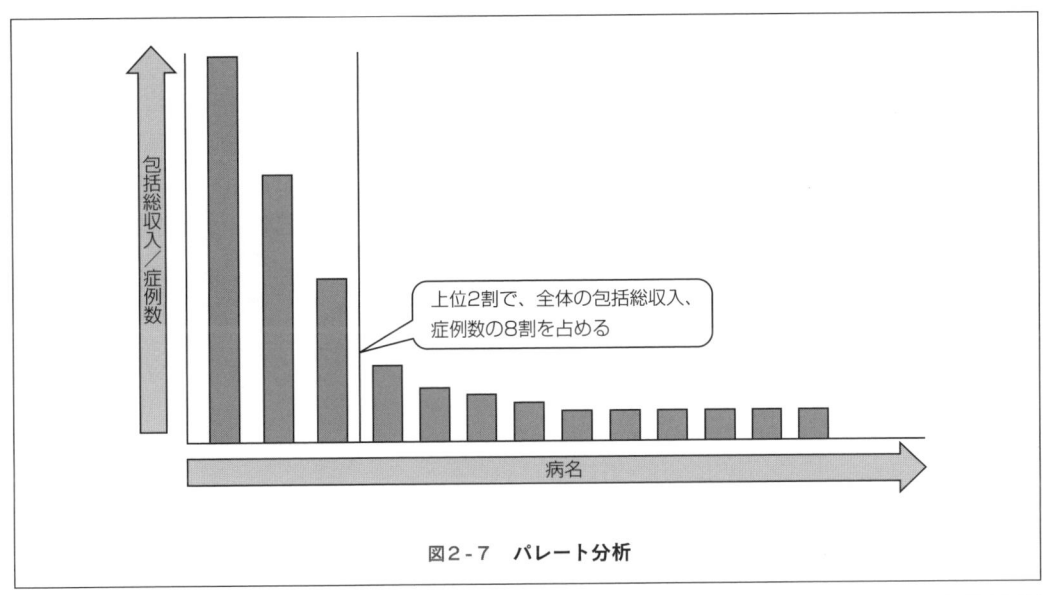

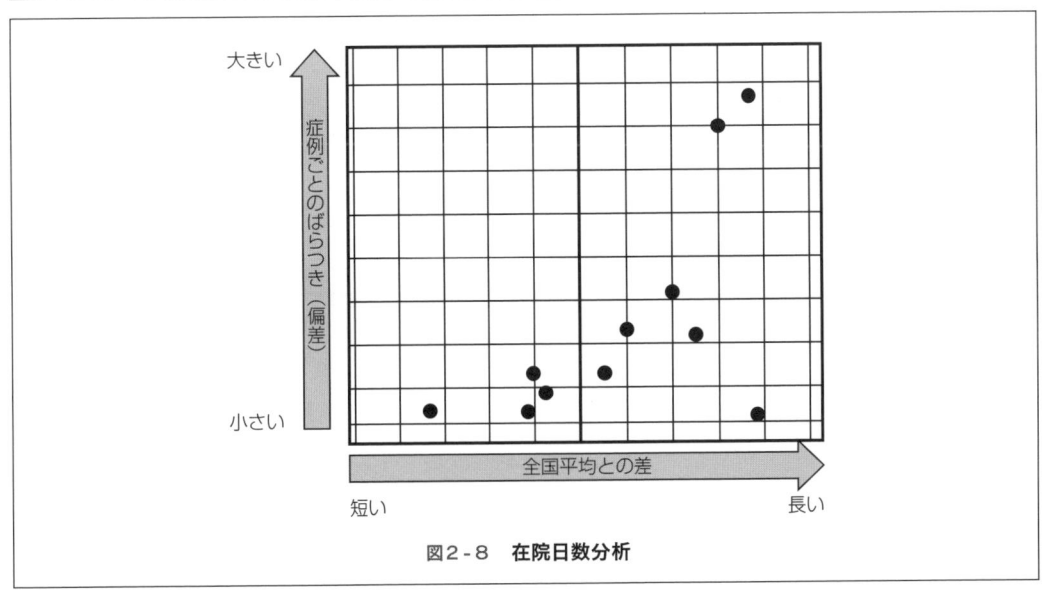

図2-8　在院日数分析

　在院日数偏差は、症例ごとの在院日数のばらつきを表している。在院日数のばらつきが大きいほど、行っている診療行為も異なっていることが推測できる。そのため、在院日数偏差が小さい疾患の方がクリティカルパスを作成しやすいと分析できる。また、DPCの在院期間Ⅱ日は、そのDPCにおける全国平均在院日数を示している。Ⅱ日と医療機関における平均在院日数を比較することで、全国で平均的に行われている治療行為との差が推測可能である。この場合は、全国平均とあまり差がない疾患がクリティカルパスを作成しやすいと分析できる。

4 セットオーダパス

　クリティカルパスを作成する疾病を決定した後は、DPCデータを利用し、過去に行った治療行為を抽出する。治療行為の回数を薬剤や処置、検査ごとに分析し、クリティカルパスを作成する（図2-9）。この時に「セットオーダパス」を作成することで、医療スタッフの負荷を軽減し、効率を上げることができる。セットオーダパスとはクリティカルパスに沿った薬剤や検査などのオーダのセットを指し、対応したオーダを一括で出すことができる。オーダの回数は、医療スタッフがオーダエントリシステムでオペレーションを繰り返している回数であり、これをセット化しクリティカルパスに対応させることで、医療スタッフの負担を軽減し、業務効率を向上させることができる。

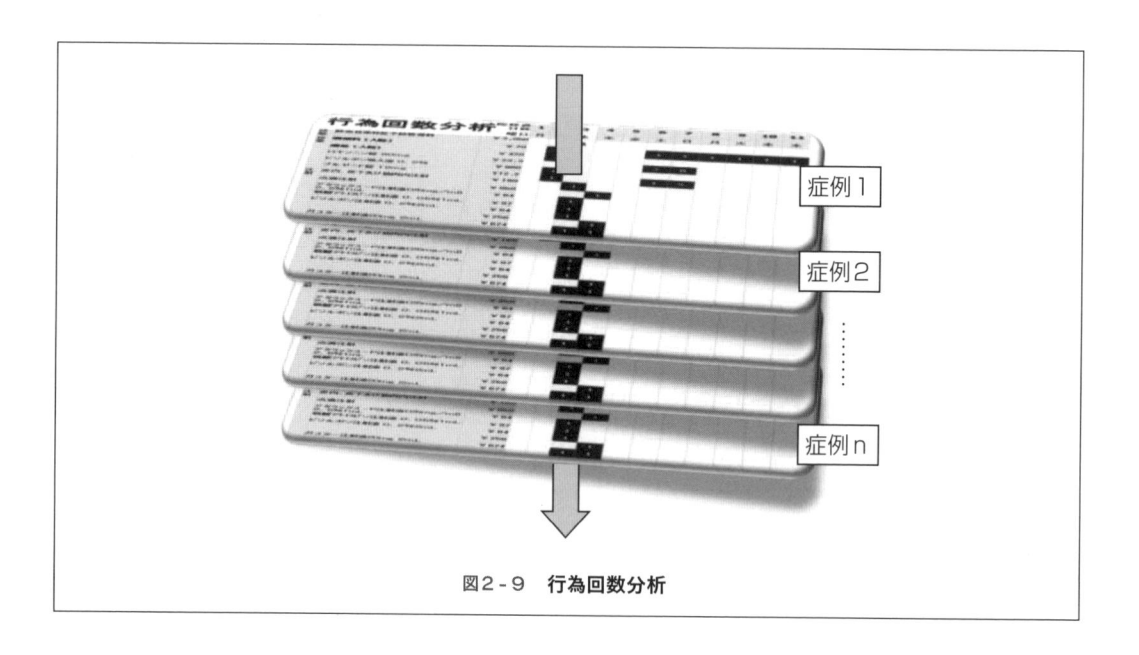

図2-9　行為回数分析

4 医療情報の2次利用（3）DPCと地域連携

1 DPCと機能分化

　2003（平成15）年に厚生労働省より出された「医療提供体制の改革ビジョン」（表2-4）によれば、今後、患者の視点を尊重した医療機関情報の提供の促進、質が高く効率的な医療サービスを提供する体制の構築、医療を支える基盤の整備が重要とされている。これらにはDPCが大きく関係する。「患者視点の尊重と医療機関情報の提供促進」の実現には、患者に対する情報の提供が必要となるが、そのためには医療情報を相互に比較、検討できるよう、医療情報の標準化を進めなければならない。急性期の入院医療についていえば、

表2-4　医療提供体制の改革ビジョン

（1）	**患者の選択の尊重** ・医療に関する情報提供の推進 ・医療機関情報の提供の推進、診療情報の提供の促進、根拠に基づく医療の推進 ・安全で、安心できる医療の再構築
（2）	**質の高く効率的な医療提供体制** ・質が高く効率的な医療提供体制の構築 ・地域医療の機能分化・重点化・効率化、地域における必要な医療提供の確保、医業経営の効率化・近代化 ・医療を担う人材の確保と資質の向上 ・医師などの臨床研修の必修化に向けた対応、医療を担う人材の確保と資質の向上、時代の要請に応じた看護の在り方の見直しと資質の向上
（3）	**医療の基盤整備** ・生命の世紀の医療を支える基盤の整備 ・医療分野における情報化の推進、メディカル・フロンティア戦略の着実な推進、ナショナルセンターの整備、新しい医療技術の開発促進、医薬品・医療機器産業の国際競争力強化

（厚生労働省「21世紀医療提供の姿」、
http://www.mhlw.go.jp/houdou/0109/h0925-2b.html〈Accessed on 2010/4/3〉）

これはDPCを利用すると可能になる。また、質の高い効率的な医療提供体制については、「医療機関の機能分化・重点化・効率化」、「地域における必要な医療提供の確保」という項目があり、限られた医療資源(人的資源、財政的資源、物的資源)を効率よく使うためには、配分を地理的、疾病別に見直す必要があると考えられる。これらの比較検討を行うためにも、DPCによる医療情報の標準化が必要である。

DPCに関連づけられた医療情報の公開が進むことで、地域における疾病の傾向や、各医療機関の機能を比較、検討することができるようになる。国民にわかりやすい形で情報が提供されることにより、「患者の選択」によって医療機関の急性期病院、亜急性期病院、療養期病院といった機能分化が促進される(図2-10)。また、地域における適切な医療資源の配分についても客観的な事実に基づいた議論が可能になる。

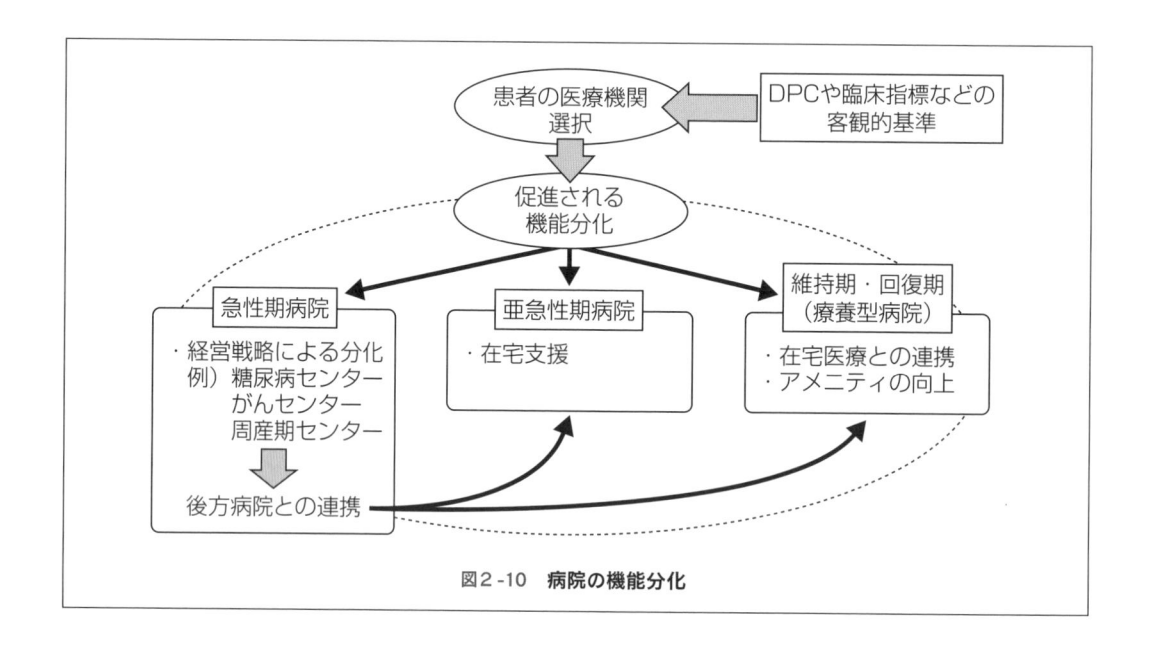

図2-10 病院の機能分化

2　DPCを活用した地域における医療機関のポジショニング分析

前述したように、現在医療機関は急性期(手術を実施、もしくは在院日数30日以下の一般病床患者)を扱う病院と、それ以外の非急性期(療養期など)を扱う病院に機能分化が進んでいる。医療機関が連携し、地域として医療サービスを提供することが求められており、2007(平成19)年より施行された第5次改正医療法[※1]においては、特に4疾病5事業(がん、糖尿病、脳卒中、急性心筋梗塞、救急医療、災害医療、へき地医療、周産期医療、小児救急および小児医療)について地域における医療計画を定め、連携を強化することが求

※1　総務省「医療法」2008年5月2日改正、
http://law.e-gov.go.jp/htmldata/S23/S23HO205.html (Accessed on 2010/4/3)

医療情報の2次利用(3)DPCと地域連携 ❹

められている。このような背景から、経営的視点だけでなく臨床的観点を含め、地域の中で各医療機関がどのような役割を担っているかについての評価、分析を行うことが重要視されており、DPCで標準化された医療情報を利用することができる。DPCで標準化された医療情報をこうした分析に用いることのメリットとして、主に3点が挙げられる。1つは疾病と手術、処置に対応した臨床的な分類であり、部位別、臓器別に分類されたMDC分類も活用できることから、疾患の種類に基づいた分析が可能であること。2つ目は、在院日数などを全国平均値と比較できること。3つ目は、院内の医療資源の配分の指標として利用できることである。

　DPCによって標準化された医療情報をもとに、地域における医療機関のポジショニングを分析するツールとして「患者シェアSWOT分析」がある[※2]。地域においてそれぞれの医療機関がどのような役割を果たしているか分析し、地域の医療機能分化の程度を定量的に評価する。患者シェアSWOT分析では疾病ごとに医療機関にとっての「脅威」「機会」といった外部環境要因、医療機関の「強み」「弱み」といった内部環境要因を分析する。外部環境要因としては、2次医療圏内におけるシェアの大小を分析する。内部環境要因としては、

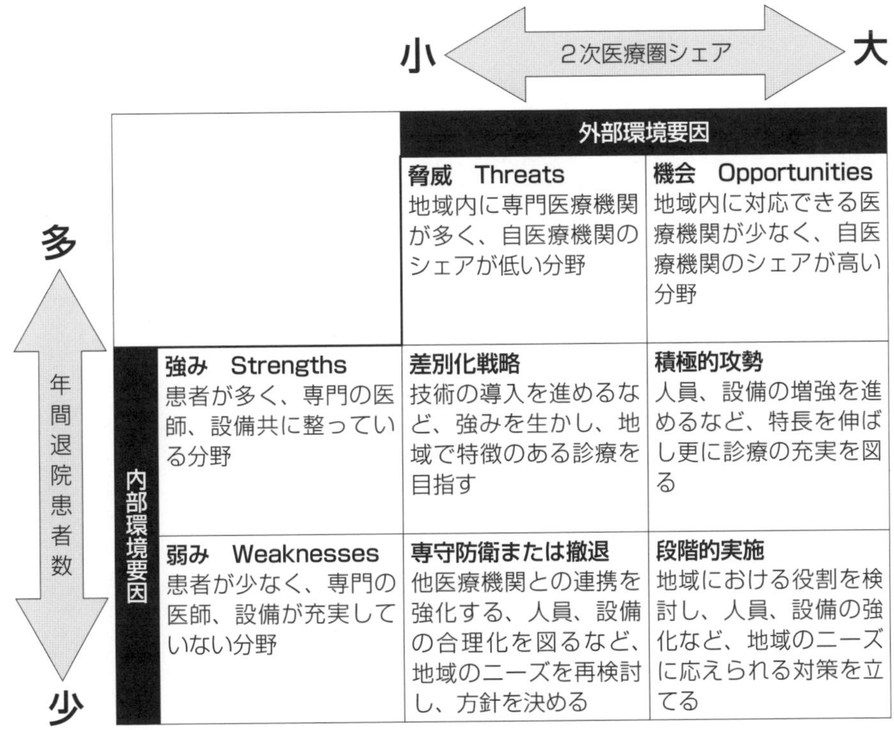

	外部環境要因	
	脅威　Threats 地域内に専門医療機関が多く、自医療機関のシェアが低い分野	機会　Opportunities 地域内に対応できる医療機関が少なく、自医療機関のシェアが高い分野
強み　Strengths 患者が多く、専門の医師、設備共に整っている分野	差別化戦略 技術の導入を進めるなど、強みを生かし、地域で特徴のある診療を目指す	積極的攻勢 人員、設備の増強を進めるなど、特長を伸ばし更に診療の充実を図る
弱み　Weaknesses 患者が少なく、専門の医師、設備が充実していない分野	専守防衛または撤退 他医療機関との連携を強化する、人員、設備の合理化を図るなど、地域のニーズを再検討し、方針を決める	段階的実施 地域における役割を検討し、人員、設備の強化など、地域のニーズに応えられる対策を立てる

（2次医療圏シェア：小⇔大、年間退院患者数：多⇔少）

図2-11　患者シェアSWOT分析

※2　伏見清秀著『DPCデータ活用ブック 第2版』じほう社、2008年

年間退院患者数の多寡をそれぞれ分析し、医療機関が今後機能分化していくべき方向性を決める判断材料とできる（図2-11）。

　また、自医療機関に来院している患者住所の地理情報と併せて分析することにより、患者がどこから来院もしくはどの医療機関から紹介を受けて来院し、どこの医療機関へ転院していったか、患者の受療行動の可視化が可能になる。このように地域における疾病の傾向を把握するとともに自医療機関の地域における役割を把握し、どのような方針で医療サービスを提供していくか分析、検討することができる。

5 医療情報の2次利用(4) 原価計算と病院経営

1 病院における原価とは

　病院における原価は、患者の診療・看護・介護に正常な状態で使ったものやサービス(人件費および経費)の金額のことである。これは主に3つに分類することができる(図2-12)。

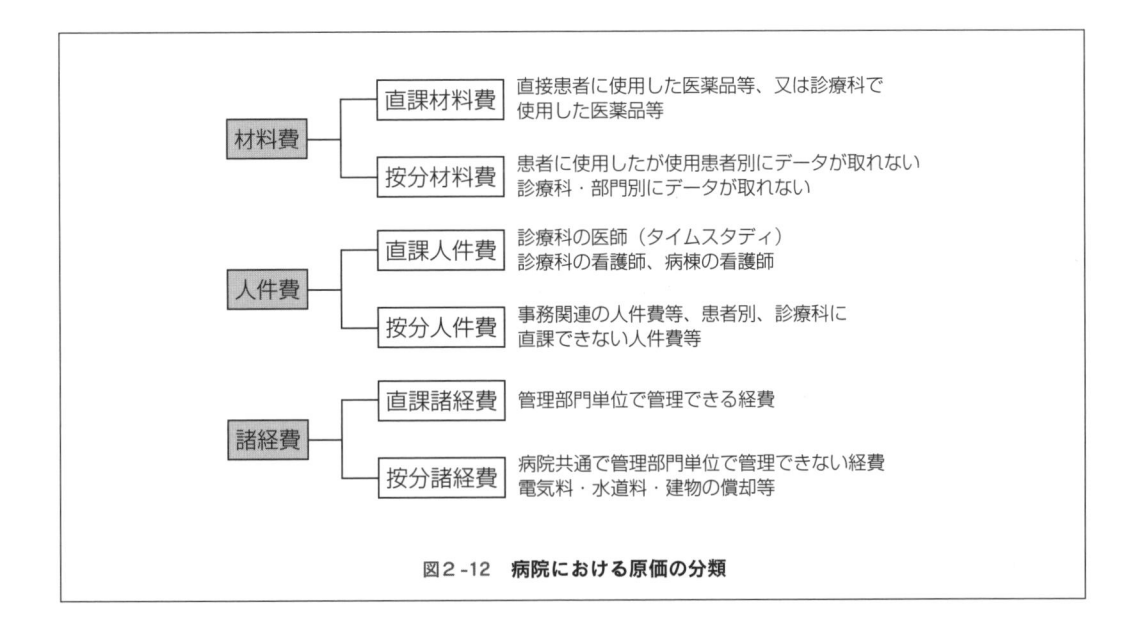

```
材料費 ┬ 直課材料費 ── 直接患者に使用した医薬品等、又は診療科で
       │              使用した医薬品等
       └ 按分材料費 ── 患者に使用したが使用患者別にデータが取れない
                      診療科・部門別にデータが取れない

人件費 ┬ 直課人件費 ── 診療科の医師(タイムスタディ)
       │              診療科の看護師、病棟の看護師
       └ 按分人件費 ── 事務関連の人件費等、患者別、診療科に
                      直課できない人件費等

諸経費 ┬ 直課諸経費 ── 管理部門単位で管理できる経費
       └ 按分諸経費 ── 病院共通で管理部門単位で管理できない経費
                      電気料・水道料・建物の償却等
```

図2-12　病院における原価の分類

2 病院における原価計算の目的

　これまでの診療報酬の出来高請求制のもとでは、実施した診療行為はすべて病院の収益となっていた。そのため、収益に関しては医事会計システムなどを導入し適切な管理を行っている。一方、費用に関しては十分な管理を行っている病院は極めて少ない。しかし、医療保険制度改革やDPCによる診療報酬包括請求制度導入など、病院が直面している経営環境の変化により費用の管理体制の強化やコスト意識向上が求められている。これらのことより、現在病院を経営するために必要な情報である原価を計算することが必要となって

きている※1。原価計算の目的としては、下記（1）（2）の2つが挙げられる。

(1) 原価管理

　原価管理とは、原価情報から無駄を把握しその無駄を発生させた原因を調査して業務改善などを行い、原価を低く抑えようとする活動である※2。例えば、薬剤や診療材料などが無駄に使用されていないか、不要な検査を行っていないか、特定の部署に必要がない人材が配置されていないかなどを検討し、原価削減を図る。DPCの導入による診療報酬包括請求の広がりを考えても、原価管理の重要性はますます高まってくる。

(2) 経営の意思決定、予算計画

　原価計算は経営の意思決定に役立つ内容でなければならない。よって、精度、信頼性ともに高い情報が必要である。そこで初めて新規医療機器の購入など設備投資の意思決定、新規事業の採算性予測や医師らの人事計画などが可能となる。また、医療機関間の比較ができればベンチマーキングも可能となる。

(3) 原価の計算方法

　病院の原価計算は、まず患者に直接関連づけられる原価かどうかを判断する。患者への

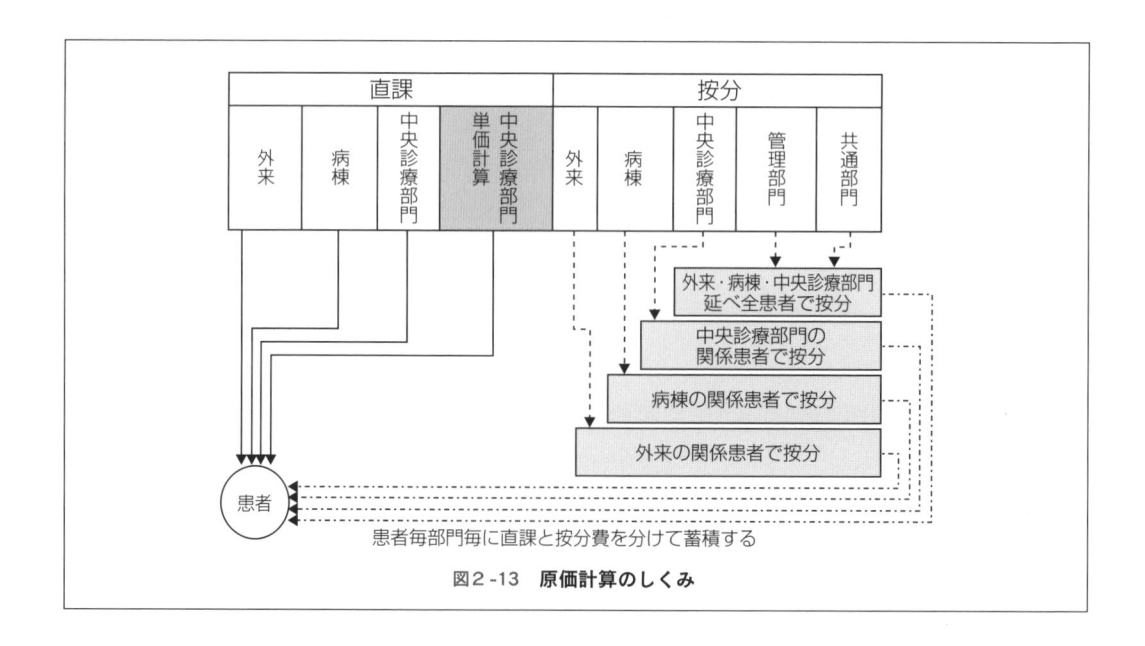

図2-13　原価計算のしくみ

※1　今中雄一著『医療の原価計算　患者別・診断群分類別コスティング・マニュアルと理論・実例』社会保険研究所、2004年
※2　あずさ監査法人、KPMGヘルスケアジャパン、KPMGビジネスアシュアランス編『原価計算による病院マネジメント（第3版）DPC時代に向けた診療科別・疾患別原価計算』中央経済社、2005年

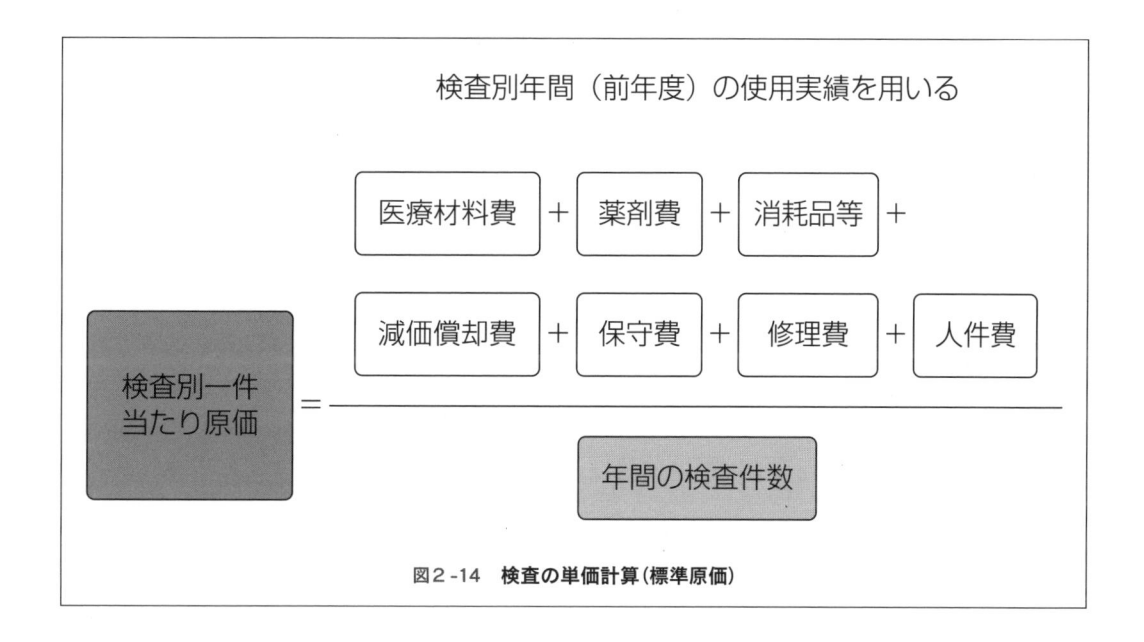

$$\text{検査別一件当たり原価} = \frac{\text{医療材料費} + \text{薬剤費} + \text{消耗品等} + \text{減価償却費} + \text{保守費} + \text{修理費} + \text{人件費}}{\text{年間の検査件数}}$$

（検査別年間（前年度）の使用実績を用いる）

図2-14　検査の単価計算（標準原価）

直接配賦できるものは直課、それができないものは患者へ按分することで配賦を行う（図2-13）。按分とは、患者数・収益・占有面積比率など基準となる数値に比例して配賦することである。

患者へ直接配賦できるものとして材料費などが挙げられる。材料費については、どの患者にどの材料を使ったかを把握するため、医事会計データや物流システムデータから情報を収集する。患者へ直接配賦することが難しい人件費や諸経費については財務会計データから情報を収集し、患者への按分を行う。中央診療部門で行う検査については、まず、過去のデータなどをもとに検査1件あたりの推定原価（現実に支払われた価格を計上する「実際原価」に対し「標準原価」と呼ばれる）を計算し、患者直課に配賦する方法が患者1人あたりの原価を明確化するのに有効である[※3]（図2-14）。ただし、何をもとに標準原価を決めるかの判断が難しいのがデメリットである。

3　原価計算の評価の切り口

原価計算の結果、病院の部門ごとの原価や疾病ごとの原価が明らかになる。主に次の4つの切り口から原価を評価する場合が多い。

(1) 診療科別

外来、入院病棟ともに診療科ごとに原価を評価する。診療報酬請求のデータと合わせて、診療科ごとの収益構造を把握できるため、経営判断に役立てやすい。ただし、複数の診療

[※3] 都甲和幸、白土英成著『入門ビジュアル・アカウンティング　やさしくわかる原価計算』日本実業出版社、1999年

科の患者が入院している混合病棟の場合は、原価を診療科別に分類することが難しいのがデメリットである。

(2)部門別

外来は診療科別に、入院病棟は入院病棟別に原価を評価する。病院における原価計算では、部門別による原価の評価が、費用の計上がしやすいので最も一般的な手法となっている。

(3)行為別

診療行為ごとに原価を評価する。その診療行為の採算性を調査し、赤字になっている場合は原因と改善策を検討するための資料となる[※4]。

(4)疾病別

疾病ごとの原価を評価する方法で、疾病ごとの採算性が明らかになる（図2-15）。疾病ごとに定まった金額が病院に支払われる診療報酬の包括請求制が広がる現在、疾病ごとの原価計算が病院経営にとって非常に重要となってきている。製造業では製品別の原価を計算し、収益構造を評価するのが一般的であるが[※5]、病院でいえば疾病別の原価計算にあたる。

ただ、必要性は高まっているものの、疾病ごとの原価計上は極めて困難である。製品と

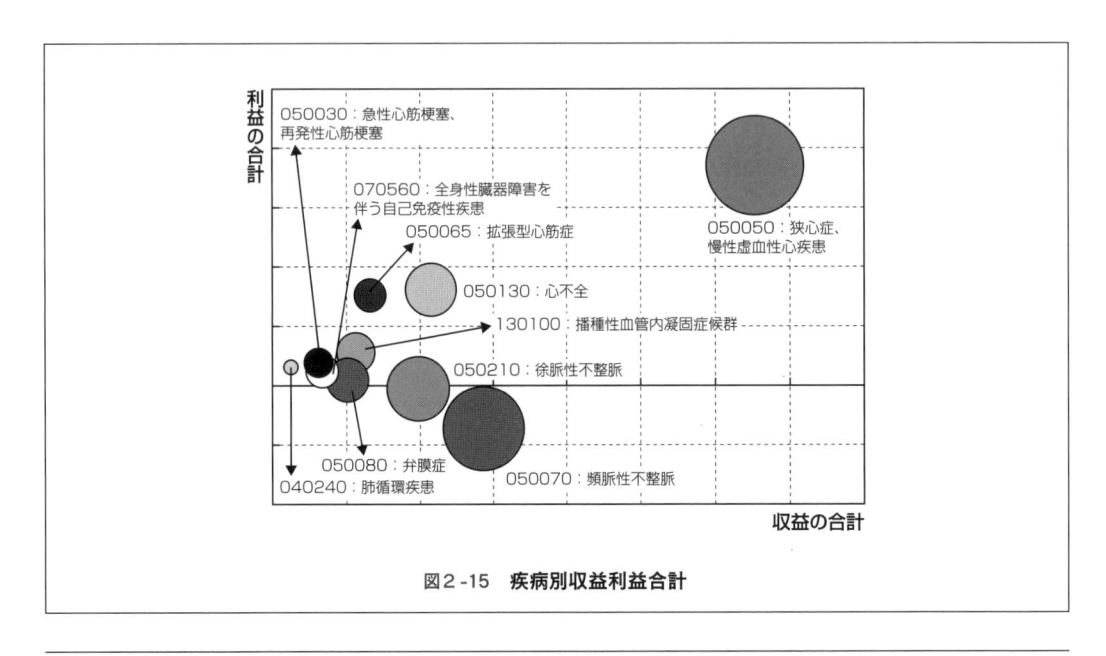

図2-15　疾病別収益利益合計

※4　中村彰吾、渡辺明良著『実践 病院原価計算』医学書院、2000年
※5　都甲和幸、白土英成著『入門ビジュアル・アカウンティング　やさしくわかる原価計算』日本実業出版社、1999年

違い、疾病は１症例ごとに治療、処置に差異があり、よって原価も異なってくるためである。

4　原価計算とクリティカルパス

　クリティカルパスは、効率的な治療を目的に治療過程を標準化したものである。疾病別原価計算とクリティカルパスを合わせて検討することで、各疾患に必要な薬剤費や診療材料費、医師などの医療従事者の人件費などが明らかになり、その疾患の採算性を計ることができる[※6]。つまり、医療の質を確保しながら採算性も考慮に入れたクリティカルパスを作成することができる。

※6　今中雄一著『医療の原価計算　患者別・診断群分類別コスティング・マニュアルと理論・実例』社会保険研究所、2004年

6 医療情報の2次利用(5) クリニカル・インディケーター

1　EBMとクリニカル・インディケーター

　近年、アメリカを中心として、質の高い医療を提供するためにはEBM（Evidence Based Medicine）が必要不可欠であるといわれている。EBM研究の第一人者として知られるSackettらは、EBMを「個々の患者のケアについて意思決定を行う際、最新で最適な知見（エビデンス）を良心と分別をもって、かつ明示的に用いること」と定義し、EBMの実践とは「研究における最良の知見（エビデンス）と臨床技術、そして患者の価値観を融合させることを意味する」と述べている[1]。EBMに則った医療では診療上の課題ごとに、患者の病状に合わせ、最新で、最も客観性・信頼性のあるエビデンスを知る必要がある。現在では学会や日本医療機能評価機構が実施している医療情報サービスMindsなどが、学会や研究班が研究しまとめた診療ガイドラインを提供しており、EBMに基づいた「標準医療」を提供するベースとして、医療機関によって活用されている。医療の質の評価ではEBM

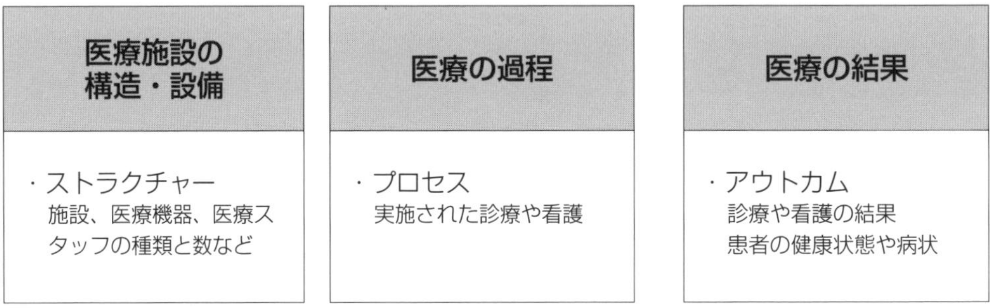

医療施設の構造・設備	医療の過程	医療の結果
・ストラクチャー 　施設、医療機器、医療スタッフの種類と数など	・プロセス 　実施された診療や看護	・アウトカム 　診療や看護の結果 　患者の健康状態や病状

（Fletcher RHほか著『Clinical Epidemiology: The Essentials. 4th ed』Lippincott Williams & Wikins、2005年）

図2-16　医療の質の評価における3つの視点

---

[1] Sackett DL, Straus S, Richardson S, Rosenberg W, Haynes RB『Evidence-Based Medicine: How to Practice and Teach EBM. - 2nd ed』London; Churchill Livingstone、2000年

に則った医療がどの程度行われているか問われている。

　医療の質は「構造：ストラクチャー」、「過程：プロセス」、「結果：アウトカム」の3つの視点から評価できる（図2-16）。ストラクチャーは施設、医療機器などの設備、医療スタッフの数や職種、プロセスは実際に行われた診療や看護の過程を、アウトカムは行った診療や看護の結果を指す[※2]。また、アウトカムは6つの指標で表すことができ（表2-5）、これらストラクチャー、プロセス、アウトカムを測定した数値はクリニカル・インディケーター（Clinical Indicator：臨床指標）といわれ、どれくらいEBMに則った医療を行っているか、実践の度合いを表す指標として使われている。最近では、これらを測定する目的は医療の質を知ることにある、との考えから「クォリティ・インディケーター」（Quality Indicator：質指標）とも呼ばれる。

表2-5　アウトカムを表す6つの指標

Death	生存率や死亡率などの生死に関わる指標
Disease	身体兆候や検査所見の異常
Discomfort	痛みなどの自覚症状
Disability	身体機能の障害
Dissatisfaction	患者の満足度
Destitution	医療費

（Fletcher RH ほか著『Clinical Epidemiology: The Essentials. 4th ed』Lippincott Williams & Wikins、2005年）

2　病院情報システムのデータの2次利用

　EBMに則った医療を実践するには、診療上の問題点ごとに十分なレベルのエビデンスを収集する必要がある。従来は、紙カルテなど膨大な媒体の中から大変な手間をかけて必要なエビデンスを収集していた。しかし、診療情報が電子化されることにより、病院情報システムには膨大な診療情報が蓄積されるようになった。この蓄積されている診療情報をうまく活用することにより、効率的にエビデンスを収集することができる。病院情報システムは業務の効率化だけを目指して導入するのではなく、蓄積された診療情報が2次利用（診療情報の集計、統計による臨床的、経営的分析）できるように設計・運営すべきである。

　蓄積された診療情報を2次利用するには、病院情報システムにDWH（Data Warehouse：データウェアハウス）を導入しておくべきである。DWHとは分析や統計のために業務用データベースから大量の生データを抽出し、長期間蓄積しておく仕組みである。業務と分析のデータベースを切り離すことで、分析の負荷が業務へ影響を及ぼさないように統計、

※2　Donabedian A「The quality of medical care」（『Science』Vol.200　p.856–864）、AAAS、1978年

集計することが可能になる。また、標準化された医療情報であるDPCデータを蓄積、分析可能なシステムも導入しておくべきである。

3 クリニカル・インディケーターの実際

クリニカル・インディケーターの発祥の地であるアメリカでは、JCAHO(Joint Commission on Accreditation of Health Organization：医療機関合同認定委員会)がまとめた指標であるIMSystem (Indicator Measurement System)が、よく知られている。日本においても医療機関が採用しているインディケーターをホームページ上で公開している場合も多い。代表的な病院全体の質を評価するクリニカル・インディケーター(クォリティ・インディケーター)を表2-6に示す。

クリニカル・インディケーターはただ指標として把握するだけでなく、指標が表している現状を認識し問題点を分析することで、改善に繋げることが重要である。改善の際にはクリニカル・インディケーターをもとに具体的な目標を設定し、PDCA (Plan-Do-Check-Act)のサイクルをたどるとよい。

表2-6 クリニカル・インディケーターの例

病床利用率	病院の経営管理状態を表す指標
平均在院日数	資源の投資に対してどの程度効率的に活用されているか知る指標
退院計画立案率	患者への説明と地域連携を表す指標
退院後6週間以内の緊急再入院率	不完全な回復状態で早期退院を余儀なくされていないか表す指標
期限内の退院サマリ完成率	退院、手術サマリが問題なく運用されているか測ることで、その医療機関の医療の質を表す
期限内の手術サマリ完成率	医業利益率病院の収益性、採算性を分析する指標
医業利益率	病院の収益性、採算性を分析する指標
募集人数に対する卒後臨床研修マッチング1位希望者に対する割合	人材教育、人材確保がどの程度できているか表す指標
褥瘡発生率	入院患者のQOLを測ることで、医療の質を評価する

第3章
医療IT化の課題

1 診療報酬改定時の混乱
2 DPCと医事業務のマネジメントの欠如
3 標準化されていない病院情報システムのコード・用語・マスタ
4 IT導入によるコミュニケーションの希薄化
5 患者の権利意識の高まりと情報透明化の必要性
6 部分最適から全体最適なシステム設計へ

この章では、医療のIT化が進んだ結果、医療機関がどのようなさまざまな課題に直面しているかを説明する。

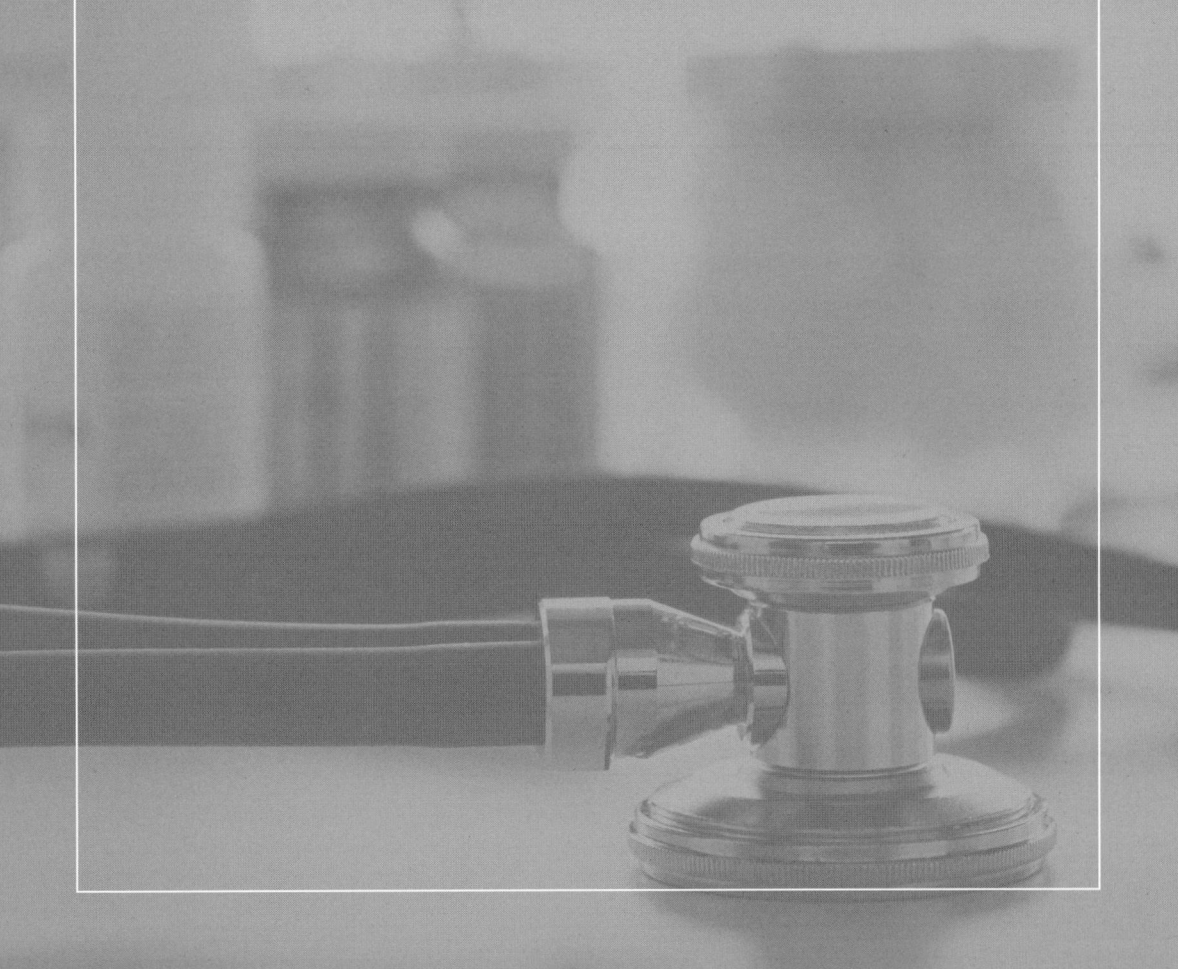

第3章 医療IT化の課題

1 診療報酬改定時の混乱

1 診療報酬請求業務のIT

(1)医事会計システムの導入

　診療報酬の算定では、医師や看護師を始めとする医療スタッフが患者に行った診療行為を、国が定めた点数表と薬価基準、材料価格基準に照らし合わせて請求項目を確定する。点数表は保険請求できる診療行為を定義し点数を定めた一覧表であり、薬価基準と材料価格基準は医薬品、医療材料の価格を定めた一覧表である。診療報酬請求業務においては、実施された診療行為を点数表や薬価基準などで定められた算定項目と適切に結び付けることが重要になる。

　紙カルテが運用されている場合は、医師が記したカルテ内容や指示書、処方箋をもとに、医事職員が医師、看護師に診療行為を確認して診療報酬を算定するのが一般的である。このため医事職員には、医療現場と診療報酬請求業務両方の高度な専門知識と経験が要求される。医事業務においてはIT化が最も早く進み、診療報酬の算定、診療報酬請求書（レセプト）の作成、患者の保険情報の管理などを行う医事会計システムが導入された。現在では、医師が患者に対して行う検査、画像診断、処方、処置などを入力し、それらの情報が各部門へ指示するオーダエントリシステムと連携して自動もしくは半自動で医事会計システムへ反映され、算定されるシステムが一般的になっている（図3-1）。医事職員の主な業務は、医師らと連携しながら診療行為を確認し診療報酬を算定することから、医事会計システムに反映、入力された算定項目をチェックすることに変わった。レセプトも電子化が進み、大・中規模病院では、レセプト提出先と医療機関をネットワークで結び、電子レセプトをオンラインで電送することが一般的になっている。このように診療報酬については、古くからIT化が進められており、算定項目のコード付与、名称統一といったマスタ化が最も進んでいる。電子レセプトでは全国統一の基本マスタが厚生労働省により整備されており、診療報酬請求で利用する「基金コード」が定義されている（表3-1）。ほとんどの医事会計システムでは厚生労働省が提供する基本マスタを利用している。

図3-1　病院情報システムの連携の仕組み

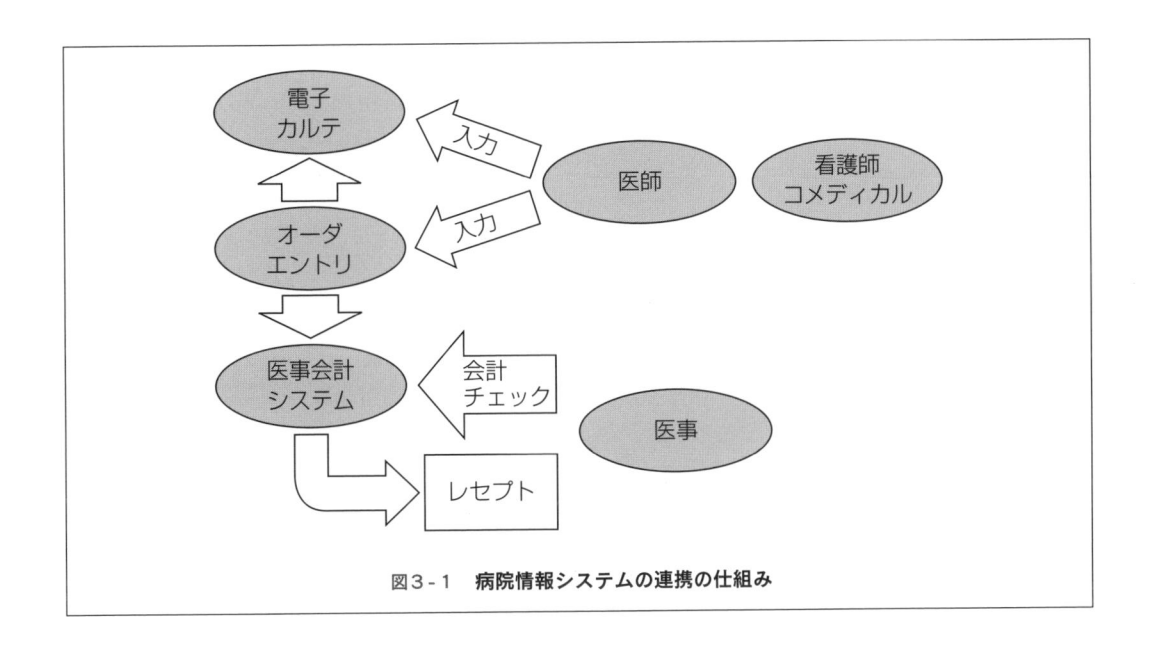

表3-1　電子レセプトで整備されているマスタ

マスタ
医科診療行為マスタ
医薬品マスタ
特定器材マスタ
傷病名マスタ
修飾語マスタ
コメントマスタ
歯科診療行為マスタ
歯式マスタ
調剤行為マスタ

(2) オーダエントリシステムと医事会計システムの連携

　医事会計システムに対し、オーダエントリシステムのマスタはほとんど標準化されておらず、各医療機関はシステムメーカが提供するマスタを利用しているのが現状である。また、医事会計システムでの算定項目は診療報酬請求で定義された項目であるため、実際に医療現場で行われている診療行為とは、必ずしも名称が一致していない。さらに複数種類の診療行為が1種類の項目にまとめられて算定される場合も多く、診療行為と算定項目が1対1の対応関係になっていない。そのため、オーダエントリシステムと医事システムの

連携部分で、診療行為を対応する算定項目に変換するため、診療行為を定義しているオーダエントリシステムのマスタと算定項目を定義している医事会計システムのマスタの紐付けが非常に重要となる。オーダエントリシステムのマスタは医療機関独自に整備されているため、診療行為と算定項目の結び付けも、独自に整備する必要がある。このマスタ整備がきちんとなされていないと、診療行為を行っているにも関わらず請求されない「請求漏れ」が起きてしまう。

2 診療報酬改定へのシステムの対応

点数表（医科、歯科、DPC）、薬価基準、材料価格基準は2年に1回全面的な見直しが行われる。これを診療報酬改定という。診療報酬改定には国の医療政策が反映され、算定基準や点数の見直し、算定項目の統廃合、新設が行われる。医療機関は改定が行われた該当年度からただちにこれに対応しなければならない。

病院情報システムでは診療報酬改定に対応するために、医事会計システムとオーダエントリシステムのマスタを更新し、両マスタ間の紐付けを見直す必要がある。算定項目の変更に沿って診療行為と算定項目の紐付けを見直し、新設された算定項目や新たに保険診療が認められた診療行為については、算定可能か検討しマスタに追加する必要もある。また、システムのみならず医療現場における業務運用をも見直す必要がある。

医事会計システムのマスタは標準化されているためメーカーから提供されるが、オーダエントリシステムのマスタとの紐付けはそれぞれの医療機関により異なるため、医療機関が行わなければいけない。そのため、診療報酬とシステムの専門知識の両方が要求される。

改定内容は年度末に決まるため医療機関は短期間で多くの問題に対応する必要があり、対応が追いつかない医療機関も見受けられる。さらに、システム化により医事職員、医師ともシステムへの入力が主な作業となっているため、院内のコミュニケーションが希薄化し、認識の違いによる入力漏れなど、運用段階で支障をきたす事例もある。診療報酬改定時には、医療現場、医事職員で十分な協力体制をとる必要がある。

診療報酬改定時の混乱 ❶／DPCと医事業務のマネジメントの欠如 ❷

② DPCと医事業務のマネジメントの欠如

1 DPCによる診療報酬請求業務

　急性期病院の入院における診療報酬算定はDPCに基づく包括評価で行われている。包括評価ではホスピタルフィーにあたる包括算定部分と、手術料などのドクターフィーにあたる出来高算定部分からなっている。このうち包括算定部分はDPCコードと入院日数によって１日当たりの診療報酬点数が決定される。包括評価では包括算定部分が大部分を占めるので、入院における診療報酬のほとんどはDPCによって決まる。

　よって、入院で行われた診療行為を正しく評価するには、DPCコードの決定（DPCコーディング）が非常に重要である。DPCコードは、入院中に最も医療資源を投入した病名と、手術、処置、副傷病の有無で決定される。最も医療資源を投入した病名とは、入院してから治療のために最も手間をかけた病名のことで、必ずしも入院の原因となった病名とは限らない。そのため、DPCコーディングに用いる病名は原則的に医師が判断し決定する。さらにDPCコーディングに必要な手術、処置、入院前や入院後の合併症についても、医師が決定する必要がある。医事職員は決定された病名、手術、処置をもとにDPCコーディングを行い、入院日数により点数の算定を行う。入院での医療行為の評価では、医師が決定する病名、手術、処置が非常に重要である。

　DPCコーディングのために、多くの医療機関はDPCコーディングシステムを導入している。DPCコーディングシステムはオーダエントリシステムで入力された病名、手術、処置の内容を流用して入力することが可能で、DPCコーディングはほぼ自動的に行われる。点数も入院日数を入力すれば自動で計算し、医事会計システムへ算定点数を送る仕組みを備えている。

2 医師の支援体制とDPCコーディングのマネジメントの必要性

(1) DPCコーディングに際しての注意点

　前述したようにDPCコーディングは入院中行った医療を評価するためにも重要である。DPCコーディングに必要な病名、手術、処置などの決定は原則的に医師が行う。しかし、

医師は臨床の専門家であって、必ずしもDPCコーディングやDPCに基づいた包括評価に詳しいとは限らない。そのため、最も医療資源を投入した病名を適切に選べなかったり、副傷病を選ばなかったりして評価点数が低いDPCになってしまう場合や、逆に評価点数を高くするために不適切な病名を選んでしまう場合がある。このようなことは避けなければならない。

システムが導入されてからは、システムを通してデータをやりとりするだけになってしまい、医師と医事職員のコミュニケーションが希薄化する傾向にある。さらには、オーダエントリシステムやDPCコーディングシステムにおける病名などの入力は医師の業務、そこから先の点数算定は医事の業務と割り切られてしまう傾向にもある。医師にとってはDPCコーディングのための業務が増えた分、負担が大きくなってしまう。

(2) 医事部門によるマネジメントの必要性

先に述べたような状況で適切なDPCコーディングと診療報酬請求を行うためには、医師の業務負担を軽減し、医事業務を適切にマネジメントする必要がある。医師のDPCコーディング業務の補助、支援する医事職員の設置、適切なDPCコーディングのためのガイドライン策定などを実施すべきである。実施には、医事部門が強いイニシアティブを発揮し、診療部門と医事部門両方をマネジメントしなければならない。病院情報システムもガイドラインに従って運用するべきである。ただ、実際は医事部門が診療部門に強い影響力を及ぼすのは難しい。それだけでなく、医事部門にDPCと診療現場両方の専門知識が蓄積されていない場合も多い。特に国立大学病院を始めとする国公立の病院では、事務員が2〜3年で異動となるため専門知識が蓄積しない。事務員自体も削減され、人材も十分でない状況にある。

3 標準化されていない病院情報システムのコード・用語・マスタ

1 診療報酬改定時のシステム調整

　病院情報システム改訂の問題点として、診療報酬改定時のマスタの変更が挙げられる。マスタとは疾病名などの用語とシステム上のコードを紐付けたものであるが、多くの病院では、国がコード、用語、マスタを標準化する前に、病院情報システムを導入している。そのため、各病院は独自のコード、用語、マスタを作成して運用している。医事会計システムでは、電子レセプトの導入にともない厚生労働省が提供する基本マスタが利用されるケースが多いが、オーダエントリシステムは独自マスタで運用しているケースがほとんどである。診療報酬改定時には、新たに診療報酬請求できる医療行為が加えられるなどの変更があるため、改定に合わせて独自コード、用語、マスタを病院ごとに変更・修正する必要がある。さらに、各システムのマスタ間の紐付け、整合性の調整も必要である。これらの作業には労力と費用がかかる。

2 用語とコード

　用語は人間が情報伝達時に用いる言語であり、コードはコンピュータが情報伝達時に用いる言語のことである。現在のコンピュータは、自由記述文書の理解能力に関して発達段階であり、自由言語から意味を理解したうえでその基本用語に対応するコードを決定することが困難である。そのため、用語をコードに、コードを用語に変換するコード表が必要である。例えば、「眼科」を診療科コード「11」、「糖尿病」を病名コード「111」のようなコード表を作成しなければならない。複数のプログラムで共有するコード表をマスタテーブルと呼ぶ[1,2]。

3 用語・コード標準化の遅れと病院独自コードの作成

　厚生労働省では、各種用語・コード体系の標準化を推進させるため、MEDIS-DC（財団

---

[1] 日本医療情報学会、医療情報技師育成部会編『新版 医療情報　医療情報システム編』篠原出版新社、2009年
[2] 日本医療情報学会、医療情報技師育成部会編『医療情報サブノート』篠原出版新社、2008年

法人医療情報システム開発センター)に委託し、必要とされる標準的なマスタ(つまり用語とコード)の開発を進めている(**表3-2**)[※3,4]。しかしながら、開発が進んだからといって、実際に病院で使用されるとは限らない。病院が、標準マスタの導入を進めるための動機づけが必要となる。例えば、診療報酬包括請求に必要なDPCコードは世界保健機関(WHO)が作成した疾病の分類であるICD分類に基づいている。MEDIS-DCの作成した標準マスタは、ICD分類に対応しているためDPC対象病院にとっては利便性が高く、結果、同病院を中心に導入が進んでいる[※5]。

表3-2 MEDIS標準マスタ

(1)	医薬品HOTコードマスタ
(2)	病名マスタ（ICD10対応標準病名マスタ）
(3)	歯科病名マスタ
(4)	臨床検査マスタ（生理機能検査を含む）
(5)	手術・処置マスタ
(6)	歯科手術・処置マスタ
(7)	看護実践用標準マスタ
(8)	医療機器データベース
(9)	症状所見マスタ（身体所見編）
(10)	画像検査マスタ
(11)	J-MIX（電子保存された診療録情報の交換のためのデータ項目セット）

4 電子カルテの3原則とコード、用語、マスタの移行

　病院独自のコード、用語、マスタから標準化されたコード、用語、マスタへ移行する際に重要なのは、両者の対応関係をきちんと把握することである。病院独自のマスタが標準マスタよりも詳細であるなど、両者が1対1で対応していない場合もあり、この作業が困難になりがちである。医師や医事職員らの意見を反映しながら対応関係を決めていくべきである。

　病院独自マスタで記録された過去の情報についても、病院独自のコード、用語から標準マスタに対応したコード、用語へ変更するか否か、病院の方針を決める必要もある。電子

※3　武田裕監修『電子カルテネットワーク』エムイー振興協会、2001年
※4　財団法人医療情報システム開発センター「標準マスター総合サイト」、
　　 http://www.medis.or.jp/4_hyojyun/medis-master/index.html (Accessed on 2010/03/24)
※5　日本医療情報学会、医療情報技師育成部会編『新版 医療情報　医療情報システム編』篠原出版新社、2009年

標準化されていない病院情報システムのコード・用語・マスタ ❸

　カルテの3原則の1つである「真正性の確保」（11ページ図1-3参照）によると、カルテ記載における責任の所在を明確にする必要があり、作業を行うIT組織の職員が独自の判断で安易に用語やコードを置き換えることは避けなければならない。置き換えには医師の承諾を得るなど、用語、コードの置き換えの院内ルールを定め、それに基づいて置き換え作業を進めていくべきである。

　診療報酬改定の伴うシステムの改造費用は1985（昭和60）年当時、全国で200億円とも300億円ともいわれていたが、標準化が進展すれば、こういった費用も抑制できると考えられる[※6]。さらには、マスタ標準化の遅れが生涯にわたる個人の健康情報を管理したPHR（Personal Health Records）や地域連携の進展が遅れている原因の1つにもなっており、それを解決することが今後の課題である。

※6　日本医療情報学会、医療情報技師育成部会編『新版 医療情報　医療情報システム編』篠原出版新社、2009年

4 IT導入によるコミュニケーションの希薄化

　専門家集団からなる病院では、業務を行ううえで様々なスタッフとのコミュニケーションが非常に重要になる。しかし、病院にITシステムが普及するに従い、コミュニケーションが希薄になっていることが指摘されている。

1　コラボレーションに必須なコミュニケーション

　人と人との関係性は、①コプレゼンス（同じ空間に存在する）、②アウェアネス（相手の存在に気づいている）、③コミュニケーション（相手と情報のやりとりをする）、④コラボレーション（相手と協同して作業をする）──の4段階に分けられる、と松下は主張する[※1]。「コラボレーション」を達成するためには、まず相手の存在に気づき、そして情報のやりとりを齟齬なく行う必要がある。しかし、人と人とのコミュニケーションがうまくいかないことは往々にして起きる。代表的な失敗の原因としては、以下のような例が挙げられる。

・メッセージの送り手と受け手が同じ言語体系を共有していない（例えば、英語がわからない人には英語のメッセージは伝わらないし、業界用語は業界外の人にはわからない）。
・受け手が、送り手が想定していなかった解釈をする（例えば、両者が元々持っている知識が異なる、知識量に差があるなどの場合）。
・身振りや表情などの非言語情報や、場の共有から得られる様々な手がかりがない、あるいは足りない。
・そもそも、受け手がメッセージに注意を払わず、コミュニケーションをとろうとしない。

2　病院におけるコミュニケーション、コラボレーションの重要性

　大学病院など中規模から大規模の病院は、マトリクス組織という組織構造をとる。マトリクス組織とは、機能別、事業部別、地域別など異なる2つ以上の指揮系統のもとで機能する組織パターンを指し、病院では例えば、情報関連部署のスタッフは組織上の長とは別に医療現場の医師らの指示を受けながらシステムの運用などを行う。チーム医療の推進の必要性が常に議論されている医療現場でも同様である。看護師の組織上の上司は看護師長

※1　松下温「人間関係のかかわりの階層化の試み」（情報処理学会研究報告〈グループウェア〉93(95)1-5）、1993年

だが、医療現場では医師の指示を受けながら他のコメディカル・スタッフと協力して業務を進めなければならない。

病院とはいわば専門家集団である。医療サービス提供に直接携わる医療スタッフも医療スタッフの後方支援を行うバック・オフィスのスタッフも、様々な課題に対処するため専門家によるチームを作り、コラボレーションしていく必要がある。

3 IT導入によるコミュニケーションの希薄化

病院情報システムを導入すると、院内の役割分担が明確化し機能分化が起こる。これによって、それまで部署間で行われていたFace to Faceのコミュニケーションが、システム上あるいはPHSを通じたコミュニケーションに移りがちである。医事や情報関連部署のスタッフは、医療スタッフを始め様々な部署のスタッフとコミュニケーションをとりながら業務を進める、つまりコラボレーションする必要がある。にも関わらず、IT化により上記に挙げたコミュニケーション不全の原因が顕著に見られるようになってしまった。具体的には、次のようなことが起きている。

(1) 医事職員と医療スタッフ間のコミュニケーションの希薄化

紙カルテが使われていた時代には、医事職員が医療現場におり、医師とFace to Faceでコミュニケーションすることで医学管理科の算定やカルテ記載をフォローしてきた。しかし電子カルテ導入後は、医事職員は医療現場から離れ、入力漏れ等を指摘することがなくなった。その結果、医学管理科などが入力されず診療報酬の未請求につながるケースも出ている[※2]。

また、電子カルテの場合、「真正性、見読性、保存性」という電子カルテの三原則に則って運用される必要がある。故意や過失による虚偽入力や書き換えを防ぎ、作成の責任者を明確にすることを求める「真正性」の原則により、医師しか電子カルテに記載することはできないと院内ルールを定めている場合が多い。よって、もし医事職員らが電子カルテにおいて修正すべき箇所や付け加えるべき事柄を見つけたとしても自らそれを行うことはできず、医師に作業を依頼する必要がある。その場合、診療科まで足を運べば医師が忙しいかどうかなど状況を判断したうえで依頼ができる。しかし、院内PHSが普及した病院の場合、こうした連絡にPHSを使いがちである。そうなると医師のおかれた状況がわからないまま作業の依頼をしてしまい、医師は「診療に追われているのに、医事職員はなぜこんな作業を頼んでくるのか」と不満を募らせ、両者の関係悪化につながるという例も報告されている。

※2 森川富昭著「続基礎からわかる医療経営学⑩病院における情報システムとオペレーション」(『病院』68巻2号 p.142-146) 医学書院、2009年

(2)情報関連部署スタッフと医療スタッフのコミュニケーションの希薄化

　情報関連部署は、医療現場を始めとする様々な現場のニーズを汲み上げながら、システムを構築していくべきである。しかし、システム業務を外部業者に委託している病院の場合、システムに関する現場ニーズを院内で把握できておらず、現場で使いにくいシステムが導入されるという結果を招いている例もある。

　システム業務を外注していなくとも、情報関連部署スタッフと医療現場スタッフのコミュニケーションには齟齬が生まれ得る。病院情報システムが院内に浸透するようになると、医療スタッフは、システムを理解する必要性が出てくる。しかし現実には、システム・エンジニアはシステムを説明する際に専門用語を多用しがちで、医療スタッフが理解できないケースが多々見受けられる。医療業界も独自の用語体系を持っており、医療技術も日進月歩を続ける。システム・エンジニアにとっても、医療業界の知識に常にキャッチアップしていくのは難しい。よって両者のコミュニケーションがうまく機能していかないという結果に陥ってしまう。

5 患者の権利意識の高まりと情報透明化の必要性

1 患者の権利意識の高まり

　医療の特徴の1つは、その情報の非対称性にある[※1]。すなわち、医療サービスを提供する医療機関が持つ医療の質などサービスに関する情報量に比べ、サービスの受け手である患者が持つ情報量が著しく少ない。このため、ひと昔前の医師と患者のコミュニケーションをみると、医師から患者へ、症状や治療方針など診療に関する情報を一方的に伝達するというケースが多かった。

　しかし、1980年頃から、患者の権利意識の高まりとともに、両者のコミュニケーションのあり方が変わってきた。それまで専ら情報の受け手であった患者が医師側にカルテの開示請求をしたり、セカンド・オピニオンを求めて主治医の治療方針の妥当性を確認するようになった。現在、遺伝子治療や臓器移植など先端医療の分野では、患者に十分な情報を提供することが治療の大前提となっている。

　医療事故や薬害被害などに関する報道も増え、納得のいかない治療結果が出た患者が医師や病院を訴えることも珍しくなくなっている。

　患者の意識が高まったのは、診療行為に関してのみではない。医療費が高騰、一方で日本経済が逼迫する中、患者の医療コストに対する意識も高まっている。

2 患者の権利

(1) リスボン宣言

　患者の権利について議論され始めたのは、長い医療の歴史を考えると比較的最近のことである。1981（昭和56）年、ポルトガルの首都リスボンで開かれた世界医師会第34回総会で採択された「リスボン宣言」[※2]は、患者の権利を保障するための医師の行動指針を初めて示したもので、画期的であるとされる。宣言には、医師の指針として次の11項目が

[※1] Arrow K「Uncertainty and the welfare economics of medical care」(『American Economic Review』53 p.941-973)、AEA、1963年
[※2] World Medical Association, WMA Declaration on the Rights of the Patient, http://www.wma.net/en/30publications/10policies/l4/index.html (Accessed on 2010/4/3)

盛り込まれた。
①患者が良質の医療を受ける権利の保障
②患者の選択の自由(セカンド・オピニオンの権利を含む)の保障
③患者の自己決定権の保障
④意識喪失患者への対応 (代理人の保障など)
⑤法的無能力者への対応(同上)
⑥例外的な場合のみ認められる患者の意思に関する処置
⑦患者の情報に関する権利(インフォームド・コンセント、「告知されない」権利を含む)の保障
⑧患者の秘密保護に関する権利の保障
⑨患者の健康教育を受ける権利の保障
⑩患者の尊厳に対する権利(プライバシーの尊重、緩和医療・ターミナルケアを受ける権利を含む)の保障
⑪患者の宗教的支援を受ける権利の保障

「リスボン宣言」はその後、1995(平成7)年に修正、2005(平成17)年に文言のみの修正が行われたが、上記の主な11項目は変更されていない。

(2)ヨーロッパにおける患者の権利促進に関する宣言

「リスボン宣言」から10年あまり経た1994(平成6)年、世界保健機関(World Health Organization: WHO)によってオランダの首都アムステルダムで開かれた「患者の権利に関するヨーロッパ会議」では、「リスボン宣言」の内容が発展、「ヨーロッパにおける患者の権利促進に関する宣言」[※3]が採択された。同宣言は、「保健医療における人権と価値」「情報」「コンセント」「秘密保持とプライバシー」「ケアと治療」「適用」という6章に分かれ、「人間として尊重される権利」「自己決定権」「情報を提供される権利」「あらゆる医療行為におけるインフォームド・コンセントの必要性」「記録アクセス権」「データの訂正、補完、削除、明瞭化、更新を要求する権利」「自己の健康の必要性に応じた保健医療を受ける権利」「以上の権利の行使のための手段が講じられるべきこと」「権利の行使は差別なく保障されるべきこと」などが盛り込まれている。

(3)日本における患者の権利の法整備

ヨーロッパなどでは患者の権利を保障した法律が制定されているが、日本は未整備のままであり、法制定をめざして活動している市民団体もある。個人情報保護に対する意識も高まり、日本では、OECDによる「プライバシー保護法と個人データの国際流通についてのガイドラインに関する理事会勧告」(1980年)[※4]の8原則(①収集制限の原則、②データ

※3　World Health Organization, A Declaration on the promotion of patients' rights in Europe, http://www.who.int/genomics/public/eu_declaration1994.pdf (Accessed on 2010/4/3)

内容の原則、③目的明確化の原則、④利用制限の原則、⑤安全保護の原則、⑥公開の原則、⑦個人参加の原則、⑧責任の原則）に基づいた個人情報保護法が2005（平成17）年、全面施行された。患者に関する情報は患者のものであることが改めて明確化され、それにともない情報の安全な保全に対する関心も、ますます高まっている。

　会計に関しては、2010（平成22）年度診療報酬改定から「明細書発行体制等加算」が新設され、レセプト（診療報酬請求明細書）のオンライン請求が義務づけられている医療機関については、検査や処置、投与した薬剤など診療内容を費用とともに記した明細書を無料で患者に発行することが義務づけられた[※5]。なお、400床以上の病院に関しては、2008（平成20）年度から、患者の請求があった場合に明細書を発行する義務があった。

3　求められる情報の透明化

　患者の権利意識の高まりとそれにともなう各種の制度整備が進む中、医療機関ではそれに対応すべく、医療、会計プロセスを患者が納得する形で迅速に提供していく体制整備が求められている。医療情報の電子化はこれに貢献している。例えば、1患者1カルテになり、患者情報が一部に集約され、検査データなども合わせて患者に説明しやすくなった。また過去の診療の統計データなども、患者に対する説明の際の材料にできる。明細書の発行も、システムの支援を受けることで効率的に行うことができる。

　ただ、肥大した患者の権利意識と透明化した医療プロセスは、時に医師を強度のストレス状態におく。例えば、2007（平成19）年頃から救急搬送で、患者の受け入れ医療機関が見つからず、たらい回しにされたケースが相次いで報道された。医療機関側は「医師が多忙で対応できない」「ベッドがない」ことなどを理由とした。こうした例にみられるように、リスクになるような治療はしない、といった傾向も一部の医療関係者にみられるようになってしまっている。

　また、全国でシステム化にともなう患者情報の漏洩も頻発している。重要度の高い個人情報を扱う医療機関では、適切な管理手法を確立することが不可欠となっている。

※4　OECD, Annex to the Recommendation of the Council of 23rd September 1980: Guidelines governing the protection of privacy and transborder flows of personal data
　　http://www.oecd.org/document/18/0,3343,en_2649_34255_1815186_1_1_1_1,00.html#recommendation （Accessed on 2010/4/3）
※5　厚生労働省「平成22年度診療報酬改定の概要」、2010年、
　　http://www.mhlw.go.jp/bunya/iryouhoken/iryouhoken12/dl/100212-1.pdf　（Accessed on 2010/4/3）

6 部分最適から全体最適なシステム設計へ

1 病院マネジメントの観点から見たIT部門の役割

2ページで述べたように、病院で扱われる多くのデータがデジタル化されている現在においては、ITを統括的に企画し、維持管理できるIT部門が必要となる。

しかし、非営利組織としての認識が高い病院においては、ガバナンス、マネジメントが十分に機能していないケースが多い。IT部門も同様である。病院は専門集団の集まりであり、管理職以上にもそうした意識が強く働く傾向にある。例えば病院長は医師、看護部長は看護師、薬剤部長は薬剤師という意識が強い。IT部門を組織化してもIT部門長はIT技術の専門性に卓越した人が選出されてしまいがちである。このように病院内の組織の長は、専門職の長としての性格が強く、病院を支える経営という観点から見た場合、病院をマネジメントする力があるかどうかは定かではない。

こうした課題に対し、猶本らは『病院組織のマネジメント』の中で経営学的知見の導入が必要であると述べている[※1]。IT組織に関しては、IT部門を組織化し病院マネジメントを考える力のあるCIO相当の管理者が必要となる。そして、CIO統括の中でIT部門は、「医療サービスを効率的・効果的に実働し、ES（Employee Satisfaction：従業員満足度）を上げるIT活用を企画・管理・運用する」を実践する必要がある。

2 病院全体を見据えたシステム設計の必要性

病院では多くのデジタルデータが利用されるようになった。「第1章①病院情報システム発展の歴史」にも述べたが、病院ITは、医事部門の医事会計システムなどに代表されるように、各部門の独自システムから誕生し成育してきた。第1世代では、各部門が独自にシステムを開発し、利用するシステムであった。各部門完結型システムの特徴は、システム障害対策、システムメンテナンス（マスタなどの整備）、システム運用が部門内で実施され速やかに問題解決できる点にある。しかし、第2世代にオーダエントリシステム、第3世代に電子カルテシステムが稼動するようになるとIT投資額も大きくなり、システム設

※1 猶本良夫著『病院組織のマネジメント』碩学社、2010年

計の際にITに関する高度な専門知識が必要となった。つまり、IT部門は部分最適（部門最適）システムから全体最適システムへ考え方を移行し、病院全体を見据えたうえでシステムを開発する必要が生じてきたのである。しかし、いまだに部分最適なシステム設計をしている病院が多い。例えば、放射線システムは放射線科の医師と放射線部の放射線技師がシステム仕様書をまとめてプロジェクトマネジメントを行い稼動させているケースがあるが、これでは病院全体にとって最適なシステム設計は行えない。

そこで必要となるのが、病院全体のITを統括的に企画・管理・運営できるIT部門である。病院全体にとって最適なシステムは何かを考慮しながら各部門システムの企画、管理、運営を行うには、①ネットワーク・セキュリティ設計、②認証基盤（各アプリケーションをつなぐもの）設計、③各システム仕様書（全体最適になるような設計）のまとめ、④プロジェクト管理――の4点を効果的に行う必要がある。

この過程で重要なのは、IT部門のスタッフと医療現場、病院管理職との間のコミュニケーションである（「第3章④IT導入によるコミュニケーションの希薄化」参照）。というのも、システム開発には、一般工業製品と比較して、①人手に依存する度合いが高い、②要求される機能が開発中に変動する度合いが高い、③品質測定が困難――といった特徴があるためである（図3-2）。よって、システム開発の特徴を、医療スタッフらシステムを

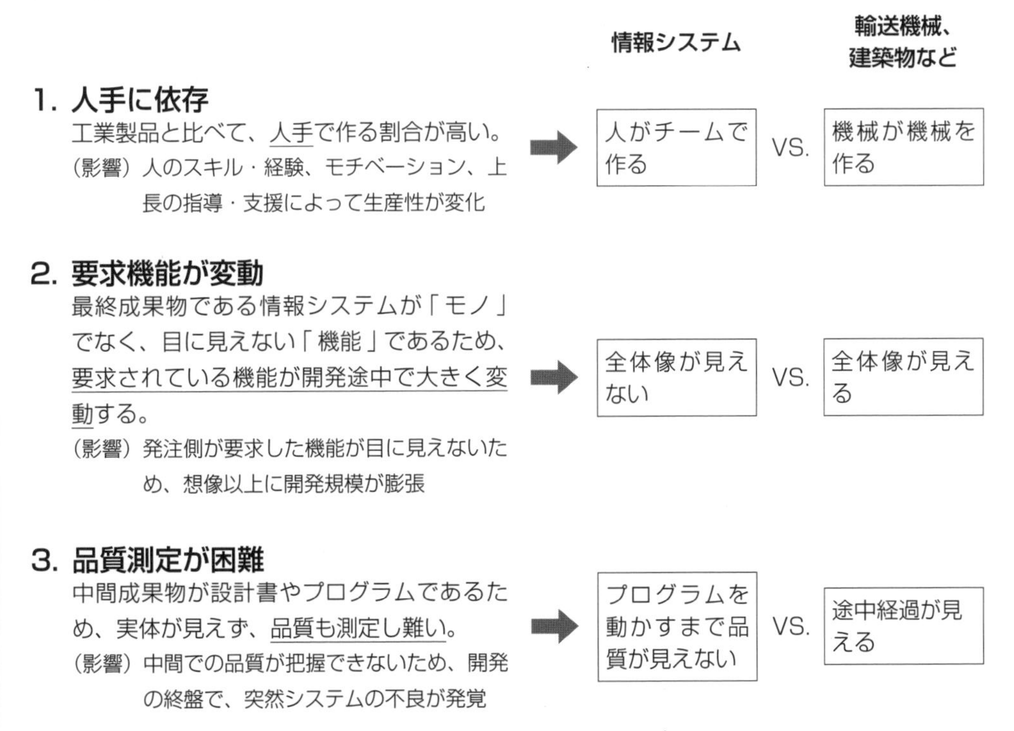

	情報システム		輸送機械、建築物など
1. 人手に依存 工業製品と比べて、人手で作る割合が高い。 （影響）人のスキル・経験、モチベーション、上長の指導・支援によって生産性が変化	人がチームで作る	VS.	機械が機械を作る
2. 要求機能が変動 最終成果物である情報システムが「モノ」でなく、目に見えない「機能」であるため、要求されている機能が開発途中で大きく変動する。 （影響）発注側が要求した機能が目に見えないため、想像以上に開発規模が膨張	全体像が見えない	VS.	全体像が見える
3. 品質測定が困難 中間成果物が設計書やプログラムであるため、実体が見えず、品質も測定し難い。 （影響）中間での品質が把握できないため、開発の終盤で、突然システムの不良が発覚	プログラムを動かすまで品質が見えない	VS.	途中経過が見える

図3-2　情報システム開発の特徴

使用する全員が理解しないと良質な医療システムは稼動できず、プロジェクトとして失敗してしまう。

　IT部門は部分最適から全体最適な立場でITガバナンス、ITマネジメントを実践する必要がある。一般的な工業製品の生産とは異なる点も多く、課題は山積みだが、これらを解決することができれば、ESを挙げることにつながる。

第4章
課題克服に向けて

1 病院組織のあり方——医事部門とIT組織
2 病院CIOの育成
3 ITガバナンスの確立
4 IT戦略の描き方
5 ITを活用した広報

　この章では、第3章で挙げた医療IT化における課題克服に向けていかに取り組むべきか、医療機関という組織の特性を踏まえ、組織マネジメント、ガバナンス、広報などの点について戦略的・組織的な対応のあり方、方法論について解説する。

1 病院組織のあり方——医事部門とIT組織

　医療機関は医師や看護師、検査技師、医事職員、システム・エンジニアら複数の専門家集団によって構成されており、病院運営においては専門家集団間のコミュニケーションが非常に重要になる。しかしながら、病院のシステム化が進む中で院内の機能分化が起き、コミュニケーションの希薄化が問題になってきている。こうした問題の解決策となる組織のあり方を、ここでは特に、医事部門、IT組織に絞って考えたい。

1 医事部門とIT組織

　医事部門、IT組織は、院内の多くの部署と関わって業務を進めている。よって、院内全体を見渡して、業務を行わねばならない。

　中規模から大規模の病院の事務組織は一般的に、総務課、調達課、人事課などに分かれた縦割り組織で、部署内で業務が完結しがちである。しかし、医事部門は単なる事務の一部門として機能すべきではない。医療現場で行われた医療行為を診療報酬請求のための保険点数に、いわば翻訳する部署であるため、医療現場のことを十分理解しておく必要がある。そうすることで初めて診療報酬の請求漏れを防止できるなど、病院にとって経営の根幹となる診療報酬請求業務を適切に行うことができる。

　医事部門には、病院の医療行為を経営情報に変換する非常に重要な部署である。医事業務をアウトソーシングしている病院もあるが、それが病院にとって本当にメリットとなっているのか、よく検討する必要がある。

　IT組織は各部署がどのようなニーズを持っているかを把握し、病院全体のIT戦略を考えながら優先順位をつけ、システムの設計、導入を進めていく必要がある。各部門が独自にシステム設計している病院の場合、その部門にとっては最適なシステムかもしれないが、病院全体を見たとき他のシステムとの連携に不具合がでるなど、適切ではないかもしれない。よって、IT組織は病院全体にとって最適なシステムが構築できるよう、院内の全部署を俯瞰する立場でなければならない。

2　ヘルプデスクの設置

　医事部門、IT組織が病院全体を俯瞰した立場で機能するために活用できるツールの1つが、院内のトラブルシューティングを担当するヘルプデスクの仕組みである。

　業務の改善・管理に関する議論でよくいわれるのが、PDCAサイクルを回すことの重要性である。PDCAサイクルとは、サイクルを構成するPlan-Do-Check-Actという4つの作業の頭文字をつなげてこう呼ばれ、品質管理を専門とするアメリカの統計学者エドワーズ・デミングが提唱した。Planとは、求められている成果を達成するためのプロセス策定、Doは計画やマニュアルに基づく業務の実行、Checkは実行された業務の評価、Actは業務プロセスの改善を指す。

　PDCAサイクルを回すためには、まず、現場のニーズや実施状況を把握し評価するため、情報を集める必要がある。そこで院内に医事ヘルプデスク、ITヘルプデスクの設置が勧められる。医事やシステムに関して、院内で問題や質問があればヘルプデスクに連絡すると、ヘルプデスク・スタッフが問題解決のために現場に駆けつける、という仕組みである。院内のコールセンターといえる。その場での対処が基本になるが、それが難しい場合には事後処理を行う。院内での問題解決が難しい場合には企業などに依頼し、問題解決を図る。各部署から企業への直接の連絡を禁止し、まずヘルプデスクに連絡するようガイドラインを浸透させることが重要である。

　こうしたヘルプデスク設置のメリットとしては、下記5点が挙げられる。

(1) スムーズなトラブル対応

　窓口を一本化することで、ヘルプデスクのスタッフが医療現場のニーズを把握、様々な要望や問い合わせに対してスムーズな対応が可能になる。

(2) トラブルや問い合わせのデータベース化、対応のマニュアル化

　問い合わせやトラブルの内容と対処方法をシステム登録することで、トラブル対処方法のスキル・知識が蓄積、マニュアル化される。これによって、スタッフ全員がトラブル解決にあたれるようになる。また、トラブルや問い合わせ案件の統計処理も容易に行えるようになり、医療現場のシステム運用の全容を把握しやすくなる。

(3) 外部業者への問い合わせの減少による保守費削減

　窓口を一本化しまずはヘルプデスクが問題解決にあたることで、外部業者に解決を依頼するトラブルを必要なもののみに絞ることができる。これによって保守費の削減が実現できるほか、外部業者との信頼関係も構築できる。

■（4）スタッフのスキル・知識向上

　医療現場と密にコミュニケーションをとることで、スタッフが単なるIT運用の知識だけでなく、組織マネジメントの観点からITを考えられるようになる。

■（5）医療現場のESの向上

　これら上記によって、医療現場におけるシステム運用がスムーズになり、結果、医師を始めとする医療従事者のES（Employee Satisfaction：従業員満足度）向上につながっている。

2 病院CIOの育成

1 CIOとは

　CIOとはChief Information Officerの略であり、日本語では「最高情報統括責任者」と呼ぶ。CEO（Chief Executive Officer：最高経営責任者）、COO（Chief Operating Officer：最高執行責任者）、CFO（Chief Financial Officer：最高財務責任者）らとともに組織の経営を行う、ICT（Information and Communication Technology）関連の業務全般を統括する、という2つの役割がある[※1, 2]。

　CIOに期待される役割は時代とともに変化している。1980年代末から1990年代にかけて、CIOに対しては主に技術的なスキルが重視されていた。1990年代に入ってパソコンが普及すると、IT戦略の立案や研究開発を通して、組織経営や業務を効率化していくことが任務として認識され始める。組織経営に関する専門知識も求められるようになる。2000（平成12）年以降には、技術的な知識よりも経営戦略担当としての役割が重視されるようになってきている[※3]。さらに、2001（平成13）年の9・11、2005（平成17）年のハリケーン・リタやカトリーナなど相次ぐテロや災害を契機に、災害時の業務継続計画（Business Continuity Plan: BCP）を策定するなど、危機管理に関わる役割も求められている。

2 CIOのコア・コンピタンス

　アメリカでは、1996（平成8）年制定のIT管理改革法により、CIOを育成するためのコースを大学に設置することになった。そのため、CIOの役割や必要なスキルである「コア・コンピタンス」を設定、それに基づいて教育カリキュラムを組み、官民あげてCIOの育成に取り組んでいる。

　このアメリカのコア・コンピタンスは、「政策と組織」「リーダーシップと管理能力」「プロセス・変革の管理」「情報資源戦略・計画」「IT業績評価のモデル・手法」「プロジェクト・マネジメント」「資本計画と投資評価」「調達」「電子政府」「情報セキュリティ」「エンタープラ

※1　岩﨑尚子著『CIOの新しい役割』かんき出版、2008年
※2　須藤修・小尾敏夫・工藤裕子・後藤玲子編『CIO学—IT経営戦略の未来』東京大学出版、2007年
※3　須藤修・小尾敏夫・工藤裕子・後藤玲子編『CIO学—IT経営戦略の未来』東京大学出版、2007年

イズ・アーキテクチャー」「技術経営と評価」の12項目からなる[※4]。

　日本においても、2004（平成16）年、経済産業省が「情報経済基盤整備　情報システムの政府調達の高度化に関する調査研究」と題して、日本版コア・コンピタンスを発表している。アメリカ版と似通っているが、日本版には、アクセシビリティの確保や社会・技術トレンドの予測といった項目が追加されている。

3　病院CIOの役割

　医療機関においては、病院情報システムの普及拡大により、CIOの担う役割は大きくなる一方である。院内システムだけでなく、今後は病院と病院、病院と診療所をつなぐ地域連携システムや在宅医療を支えるシステムも広がることが予測され、病院CIOがその役割を果たしているか否かで地域の患者に提供できる医療の質に差が出てくることを、経営陣は認識すべきである。

　前述したように、病院はマトリクス型組織である。企業ではトップダウンで物事が進むが、病院では、例えば、経営層が電子カルテの導入を決定したにも関わらず、医療現場の診療科長が導入に反対することもありうる。さらに、IT投資に回せる予算も必ずしも潤沢ではない。このような環境でCIOを務めるには、高度なコミュニケーション能力が必須となる。病院長や理事長ら経営者の戦略、医療現場のニーズ、患者の要望のすべてを鑑みて、新規プロジェクトなどの優先順位をつけ、病院にとって最も適したIT戦略を立案、実施していくことが求められるのである。

　さらに、病院CIOには、患者情報漏洩を防ぐためのリスクマネジメントの視点、今後技術的にどういった医療が可能になりそうかといったイノベーターとしての視点も必要となる。

　経営トップはCIOの役割を理解し、人、モノ、金に関する権限を与える必要があるほか、CIOを支えるチームの存在も重要となるだろう。

　日本の医療機関では、経営や情報技術に関する教育を体系的に受けたことがない医師が経営陣に入るケースが多い。そのため、医療、経営、情報技術のすべてがわかる人材を医療機関が確保することは容易ではないのが実情である。比較的人材に恵まれた大学病院の場合でも医療情報部が研究に特化してしまい、医療現場から分離しているケースが見受けられる。医療情報部の研究者が大学病院CIOとしての役割を担い、実務と研究のよいサイクルを作っていくことが望ましい。

※4　経済産業省「平成15年度情報経済基盤整備　情報システムの政府調達の高度化に関する調査研究　第3部 CIO育成のためのコアコンピタンスと学習項目の調査研究」2004年、http://www.meti.go.jp/policy/it_policy/ea/data/report/r5/r5.pdf　（Accessed on 2010/3/10）

『医療経営士テキストシリーズ』全40巻

●初級　　　　　　　　　　　好評発売中　各2,625円（税込）

（1）医療経営史―医療の起源から巨大病院の出現まで
（2）日本の医療行政と地域医療―政策、制度の歴史と基礎知識
（3）日本の医療関連法規―その歴史と基礎知識
（4）病院の仕組み／各種団体、学会の成り立ち―内部構造と外部環境の基礎知識
（5）診療科目の歴史と医療技術の進歩―医療の細分化による専門医の誕生
（6）日本の医療関連サービス―病院を取り巻く医療産業の状況
（7）患者と医療サービス―患者視点の医療とは
（8）生命倫理／医療倫理―医療人としての基礎知識

●中級【一般講座】　　　　　　　　　　　各2,940円（税込）

（1）医療経営概論―病院の経営に必要な基本要素とは　　　　8月中旬発売(予定)
（2）経営理念・ビジョン／経営戦略―経営戦略実行のための基本知識　　好評発売中
（3）医療マーケティングと地域医療―患者を顧客としてとらえられるか　　好評発売中
（4）医療ITシステム―診療・経営のための情報活用戦略と実践事例　　好評発売中
（5）組織管理／組織改革―改革こそが経営だ！　　　　　　　好評発売中
（6）人的資源管理―ヒトは経営の根幹　　　　　　　　　　好評発売中
（7）事務管理／物品管理―コスト意識を持っているか？　　　　好評発売中
（8）財務・会計／資金調達（1）財務・会計　　　　　　7月下旬発売(予定)
（9）財務・会計／資金調達（2）資金調達　　　　　　　　好評発売中
（10）医療法務／医療の安全管理―訴訟になる前に知っておくべきこと　　好評発売中

● 中級【専門講座】　　　　　　　　　各 2,940 円（税込）

（1）診療報酬制度と請求事務—医療収益の実際　　　好評発売中
（2）広報・広告／ブランディング—集患力をアップさせるために　好評発売中
（3）部門別管理—目標管理制度の導入と実践　　　好評発売中
（4）医療・介護の連携—これからの病院経営のスタイルは複合型　8月中旬発売（予定）
（5）経営手法の進化と多様化—課題・問題解決力を身につけよう　好評発売中
（6）創造するリーダーシップとチーム医療　　　9月中旬発売（予定）
（7）業務改革—病院活性化のための効果的手法　　　好評発売中
（8）チーム力と現場力—"病院風土"をいかに変えるか　　好評発売中
（9）医療サービスの多様化と実践—患者は何を求めているのか　8月中旬発売（予定）

● 上級　　　　　　　　　　　　　　　各 3,150 円（税込）

（1）病院経営戦略論—経営手法の多様化と戦略実行にあたって　9月上旬発売（予定）
（2）バランスト・スコアカード(BSC)／SWOT 分析　9月上旬発売（予定）
（3）クリニカルパス／地域医療連携　　　9月上旬発売（予定）
（4）医工連携—最新動向と将来展望　　　9月上旬発売（予定）
（5）医療ガバナンス
　　　—クリニカル・ガバナンスとホスピタル・ガバナンス　9月上旬発売（予定）
（6）医療の質経営—医療の質マネジメントへのアプローチ　9月上旬発売（予定）
（7）医療情報セキュリティマネジメントシステム(ISMS)　9月上旬発売（予定）
（8）医療事故とクライシス・マネジメント　　　9月上旬発売（予定）
（9）DPC—急性期病院経営に求められる活用術　9月上旬発売（予定）
（10）経営形態—その選択術　　　9月上旬発売（予定）
（11）医療コミュニケーション—医師と患者の信頼関係構築　9月上旬発売（予定）
（12）保険外診療／附帯事業—自由診療と医療関連ビジネス　9月上旬発売（予定）
（13）介護経営—介護事業成功への道しるべ　　9月上旬発売（予定）

2010年9月23日(木・祝)実施

第1回「医療経営士 3級(初級)」認定試験

主催:一般社団法人 日本医療経営実践協会

[目的・出題科目・おもな受験対象者等]

●目的
医療および医療経営に関する基礎知識、倫理／モラルにつき、「医療経営士 3級(初級)」像に鑑み、その習得・到達度を測ることを目的とする。

●出題科目
[医療サービス分野・基礎]
　医療人としての基礎知識(医療界・医療機関の構造／医療関連産業論)
[医療サービス分野・総合]
　医療史(医療法規・医療行政史／医療経営史／診療科目・医療技術の進化の歴史)
　医療法規・医療行政の基礎知識
　医療サービス概論(患者サービス論)
　医療人としての倫理(生命倫理／医療倫理)

●おもな受験対象者
医療従事者、医療関連サービス／企業に勤務する者、および学生　等

●受験資格
年齢、学歴、国籍等の制約はなく、誰でも受験できます。
合格後、資格登録にあたっては、一定の要件があります。

●試験時間・出題形式等
[制限時間]　　　　　　　　　　　　　　　　　　　80分
[出題形式]　　　　　　　　　　多肢選択式、マークシート記入
[出題問数]　　　　　　　　　　　　　　　　　　　50問
※3級合格者には、2級試験の一部が免除されます。

●受験料・願書申込期間
[受験料]　　　　　　　　　　　　　　　　　　8,400円(税込)
[願書申込受付期間]　2010年7月20日(火)～9月1日(水)必着

※なお、医療経営士資格は、資格取得者の実践能力の研鑽と知識向上のために一定期間ごとに資格を更新する制度を設ける予定です。

[受験願書のご請求・試験会場等に関するお問い合わせ]
一般社団法人 日本医療経営実践協会 設立準備室(ヘルスケア総合政策研究所 内)
TEL:03-5296-1933　FAX:03-3256-2809

2010年8月 医療経営士3級対応DVD完成!

詳しくは 医療経営士 3級　認定試験　検索

等級別「医療経営士」の対象と学習内容、求められる到達レベル

等級	おもな対象者	学習内容	到達レベル
1級	●医療機関 ・経営幹部（理事長、院長、事務長） ・経営幹部候補者　等 ●医療関連サービス／企業 ・医療経営コンサルタント ・MR（医療情報提供者）、MS（医薬品卸販売担当者）、医療機器（メーカー・販売）等に勤務する者（上席者）等 ●研究者	専門教材（『医療経営士●上級テキスト』等）により、医療経営に関する高度の専門知識・能力および実践・実行力について学ぶ。	・医療経営に関する専門知識と実践思考（手法）を有し、実践できる。 ・理事長・病院長とともに経営幹部としての医療経営（意思決定）を実践できる。
2級	●医療機関 ・医療機関経営部門および事務部門（中堅職員・管理職） ・診療部門およびコメディカル部門（管理職）　等 ●医療関連サービス／企業 ・医療経営コンサルタント、MR、MS、医療機器（メーカー・販売）等に勤務する者（中堅職員・管理職）等 ●研究者 ●一般 ・医療機関の経営部門および事務部門への就職を目指す人材　等	専門教材（『医療経営士●中級【一般講座】テキスト』『医療経営士●中級【専門講座】テキスト』等）により、医療経営に関する専門知識および問題解決能力について学ぶ。	・医療経営に関する幅広い知識や経営課題を解決するための分析力を有し、実践できる。 ・中堅管理職が身につけておくべき医療経営に関する知識・問題解決能力（リーダーシップ）を有し、実践できる。
3級	●医療機関 ・医療機関職員等 ●医療関連サービス／企業 ・医療経営コンサルタント、MR、MS、医療機器（メーカー・販売）等従事者（3年目程度）等 ●一般 ・学生（ヘルスケア関連学部生、4年制大学経済・経営学部生等） ・医療分野への就職を目指す人材　等	専門教材（『医療経営士●初級テキスト』等）により、医療の基礎知識・倫理／モラルおよび医療経営学の基礎知識について学ぶ。	・医療・医療経営に関する基礎知識（医療史／医療法規・医療行政／医療界・医療機関の構造／医療関連産業論／患者サービス論）、倫理／モラルを習得している。

```
                    ┌─合格─┐
                    │      ▼
講座修了証交付 ──┤   不合格  日本医療経営実践協会認定証交付 → 日本医療経営実践協会 会員登録（任意） → 継続研修（更新制度）
                    │
                    └─合格─┐
                         ▼
                       不合格
```

［協会内のおもな研究会］
○財務分析研究会
○業務改善研究会
○リスクマネジメント研究会
○地域連携研究会
○広報研究会
○DPC研究会　等

［資格の更新について］
医療経営士資格は、資格取得者の実践能力の研鑽と知識向上のために一定期間ごとに資格を更新する制度を設ける予定です。

2010年7月10日現在

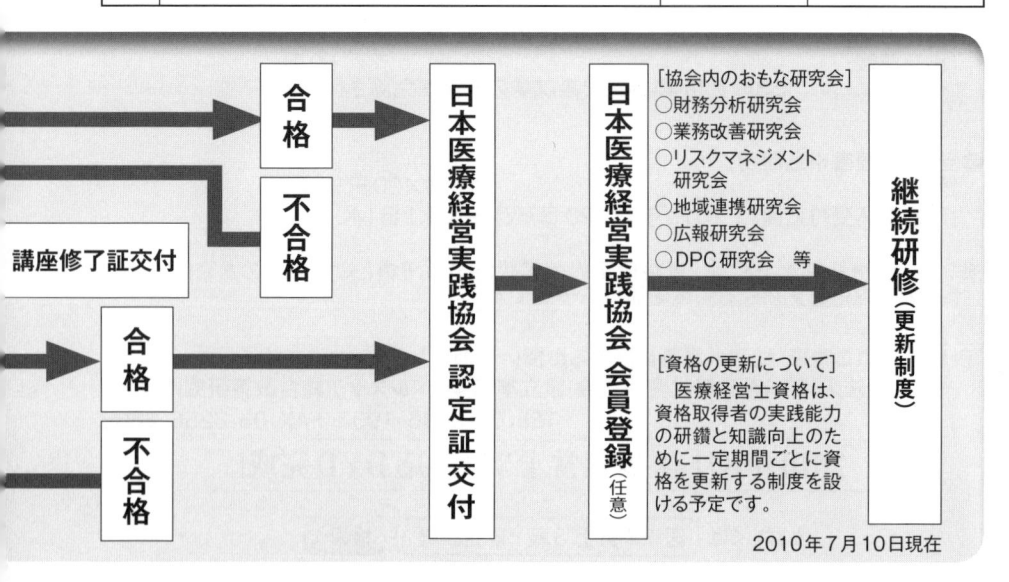

「医療経営士」とは

「医療経営士」とは、医療機関をマネジメントする上で必要な医療および経営に関する知識と、経営課題を解決する能力を有し、実践的な経営能力を備えた人材である。こうした能力は、医療機関が問われている「医療の質の向上と経営の効率化」という二律背反するテーマを解決するために必須である。長らく"経営不在"と指摘されてきた医療界において、「医療経営士」は、これからの医療現場を担う重要な人材だといえる。

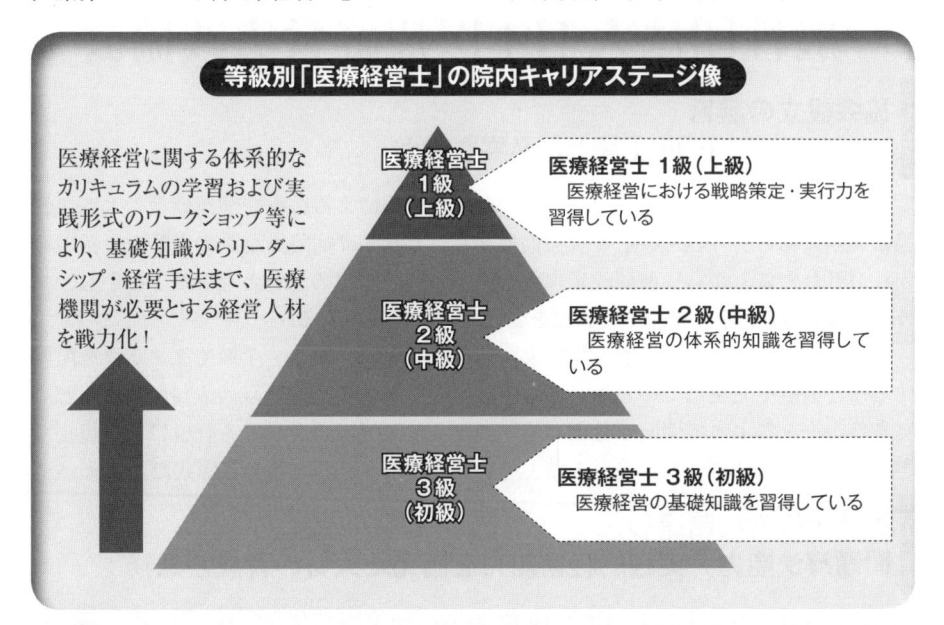

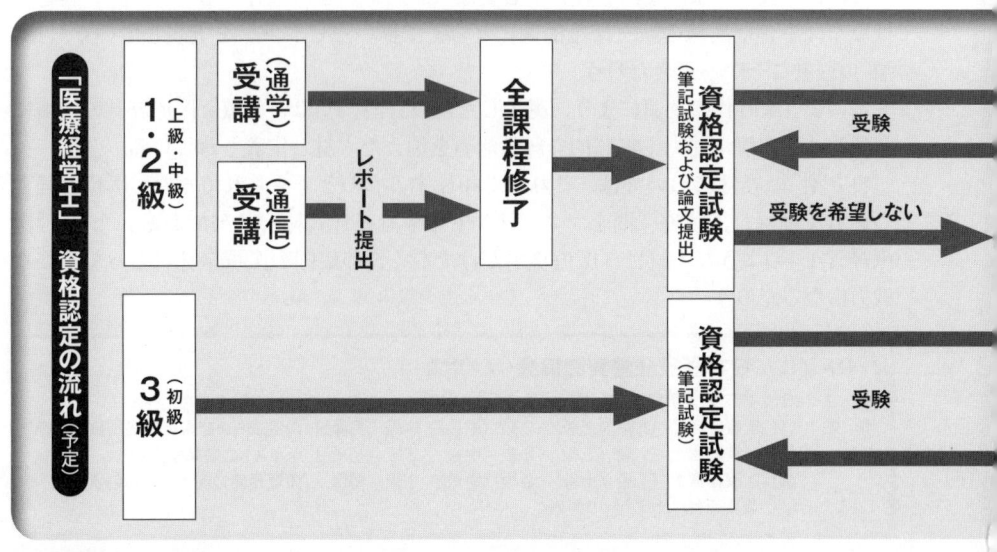

等級別「医療経営士」の院内キャリアステージ像

医療経営に関する体系的なカリキュラムの学習および実践形式のワークショップ等により、基礎知識からリーダーシップ・経営手法まで、医療機関が必要とする経営人材を戦力化！

- **医療経営士1級（上級）**
  医療経営における戦略策定・実行力を習得している
- **医療経営士2級（中級）**
  医療経営の体系的知識を習得している
- **医療経営士3級（初級）**
  医療経営の基礎知識を習得している

「医療経営士」資格認定の流れ（予定）

1・2級（上級・中級）：受講（通学）→ 全課程修了／受講（通信）→ レポート提出 → 全課程修了 → 資格認定試験（筆記試験および論文提出）→ 受験／受験を希望しない

3級（初級）→ 資格認定試験（筆記試験）→ 受験

21世紀の成長分野　ヘルスケア産業のマネジメント専門職

医療経営士

2010年7月より認定試験受付開始！

新資格誕生!! あなたも病院で働きませんか

一般社団法人 日本医療経営実践協会

協会設立の趣旨
──なぜ今、医療経営士が必要なのか

　今回、診療報酬プラス改定となったのは、新政権による医療費削減政策の大幅な転換が背景にある。"医療崩壊"が社会問題化し、とりわけ病院勤務医の過酷な労働環境が注目されたことから、前回改定に引き続き、病院重視の配分となった。しかし、プラス幅は0.19％と小さく、その恩恵を受ける病院は限られる。

　今改定で2段階になった療養病棟入院基本料を例にすると、手厚くスタッフを配置するなど機能を充実しているか、あるいは施設基準の必要最低限の人員配置にとどめてきたか──によって明暗は分かれる。つまり、医療の質を高める経営に取り組んできた医療機関は評価され、後手を踏んでいると冷遇される、という図式だ。

医療と経営に精通し、
問題解決能力・実践的経営能力を備えた人材の育成が急務

　では、今後どのような医療経営が必要なのか──国政に依存する"受身型"の経営ではなく、患者や地域のニーズを的確にとらえて描いたビジョンを実現していく"自立型"の経営こそが不可欠だろう。

　このような時代の要請により、誕生した「医療経営士」は、医療と医療経営の知識に精通し、問題解決能力、実践的な経営能力を備えた人材と定義されている。

　"自立型"の経営においては、これまで相反するものと考えられてきた、医療と経営の両方を理解し、医療機関をマネジメントできる経営人材が急務である。今後、「医療経営士」のような人材は、医療現場だけでなく、わが国の医療全体にとって重要な戦力になるだろう。

一般社団法人 **日本医療経営実践協会**(設立準備中)
設　立：2010年7月(予定)
事　業：(1) 医療経営士（1級〈上級〉・2級〈中級〉・3級〈初級〉）の養成および資格認定試験の実施
　　　　(2) 医療経営士（1級〈上級〉・2級〈中級〉・3級〈初級〉）テキストの編集協力等
　　　　(3) 医療経営士（1級〈上級〉・2級〈中級〉・3級〈初級〉）の職務能力向上のための研究会・教育研修・セミナーの開催

3 ITガバナンスの確立

　組織戦略に必ずしも寄与しないIT投資が問題になる中、1990年代に入ると企業において「ITガバナンス」確立の必要性が議論し始められた。医療機関においても状況は同様で、情報システムが患者への医療サービスの向上など1次利用、経営指標、診療指標の作成など2次利用の目的を果たして病院の経営戦略に貢献するためには、ITガバナンスを確立する必要がある。

1　ITガバナンスとは

(1) ITガバナンスの定義

　「ITガバナンス」は、「コーポレート・ガバナンス」をITの観点から支援していくという概念で、①ITに関わるリスクマネジメント、②組織戦略——の2つの視点を含む[※1]。
　具体的な定義の例としては、表4-1のようなものがある。

表4-1　ITガバナンスの定義（例）

COBIT4.1 （ITガバナンス協会、2007年）	「経営陣及び取締役会が担うべき責務であり、ITが組織の戦略と組織の目標を支え、あるいは強化することを保証する、リーダーシップの確立や、組織構造とプロセスの構築」[※2]
「企業のITガバナンス向上に向けて」（通産省、1999年3月）	「企業が競争優位性構築を目的に、情報技術戦略の策定・実行をコントロールし、あるべき方向へ導く組織能力」
「医療機関におけるITガバナンスの手引き」（Connected Health A* Round Table、2009年）	「医療機関の経営戦略と整合したIT化計画の策定、IT化の効果やリスクの評価、モニタリングなど、ITを効果的かつ安全に活用していくメカニズムを医療機関に構築すること」[※3]

※1　雨宮俊一・間形文彦・塩野入理・金井敦著「個人情報保護とITガバナンスの関係に関する考察」（電子情報通信学会技術研究報告SITE2005-52）、社団法人電子情報通信学会、2006年
※2　ITガバナンス協会・日本ITガバナンス協会翻訳「COBIT 4.1」日本語版、2008年、
　　　http://www.isaca.org/Content/NavigationMenu/Members_and_Leaders1/COBIT6/Obtain_COBIT/COBIT_4.1_Japan.pdf（Accessed on 2010/3/15）
※3　CHART（Connected Health A* Round Table）「医療機関におけるITガバナンスの手引き」マイクロソフト株式会社、2009年

COBIT（Control Objectives for Information and related Technology）は、日本語にも翻訳されており、一般的に企業がITガバナンスのガイドラインとして参照している。

「医療機関におけるITガバナンスの手引き」は、マイクロソフト株式会社が設立した医療従事者やIT管理者から構成される研究会「CHART（Connected Health A* Round Table）」によるもので、COBITをもとに作成されており、現在日本で唯一の医療機関向けのITガバナンスのガイドラインである。

これまで、医療機関向けのITに関するガイドラインとしては、①医療機関向けISMSユーザーズガイド（日本情報処理開発協会）、②医療情報システムの安全管理に関するガイドライン（厚生労働省）、③レセプトのオンライン請求に係るセキュリティに関するガイドライン（厚生労働省）、④医療・介護関係事業者における個人情報の適切な取り扱いのガイドライン（厚生労働省）、⑤病院におけるIT導入に関する評価係（厚生労働省）——などがあったが、セキュリティに重点がおかれており、IT戦略やIT投資の管理について触れられていないなど、ITガバナンスのガイドラインとしては不十分であった。

（2）組織ガバナンスの一環としてのITガバナンス

「ITガバナンス」の制度が整備され始めたのは、アメリカにおいてである。まず、組織のガバナンスの必要性が認識され始め、その後、「ITガバナンス」についても議論がされるようになり、ガイドラインなどが作られ始めた。

1970～80年代、アメリカでは企業の粉飾決算や経営破綻が深刻化した。危機感を抱いた米国公認会計士協会（AICPA）が働き掛けて産官学で1985（昭和60）年、「不正な財務報告に関する国家委員会」を設置。同委員会の下部組織であるCOSO（the Committee of Sponsoring Organization of the Treadway Commission）が1992（平成4）年に公表したのが、内部統制についての「Internal Control—Integrated Framework」と題された報告書で、現在では組織ガバナンスの事実上の標準とされている。その4年後の1996（平成8）年、COBITの初版が発行されている[4]。

2000（平成12）年に入って、アメリカではエンロン事件やワールドコム事件など企業の不正会計問題が多発し、これを受けて2002（平成14）年、Sarbanes-Oxley法（SOX法）が成立。企業が適切なコーポレート・ガバナンスのフレームワークを確立していくことを求めた。

日本でも、アメリカのSOX法の影響を受け、会社法（2005〈平成17〉年6月）、金融取引法（2006〈平成18〉年6月）が成立するなど数々の動きがあり、2005（平成17）年12月に金融庁が公表した「財務報告に係る内部統制の評価及び監査の基準のあり方」では、ガバナンスの基本要素の1つとしてITへの対応を挙げた。同年、個人情報保護法が全面施行され、

---

[4] アイティメディア株式会社「情報マネジメント用語辞典」
http://www.atmarkit.co.jp/aig/04biz/coso.html（Accessed on 2010/3/5）

セキュリティ強化の必要性に迫られたほか、経営陣と情報関連部署の情報共有と意思疎通がうまくいかずに莫大なIT投資が経営を圧迫する例も頻発。様々な分野でシステム化が進む中、組織ガバナンスとIT戦略を融合させる必要性を理解する企業が増加し、財務関連に限らず、ITガバナンスの概念が広がっていった[※5]。

2　ITガバナンスの確立

　企業を中心に広がりつつあるITガバナンスの概念であるが、CIOあるいはCIO的役割を担う人材に不足しがちな小規模、中規模の医療機関の場合、ITガバナンスまで意識が及んでいない場合が多い。システムの運用業務をこなすのに精一杯であったり、システムを外注しており内部に詳しいスタッフがいないことが背景の1つとして挙げられる。しかしながら、今後も医療現場のシステム化は一層進んでいくことが予想され、しっかりとしたITガバナンスが必要である。

　では、どのようにITガバナンスを確立していくのか。COBITおよびCOBITをもとに作成された「医療機関向けITガバナンス・ガイドライン」は、ともにガイドラインをIT戦略の策定やIT組織作りなどを示した「計画と組織」、ITの導入や保守についての「調達と導入」、IT運用やリスク管理、研修などについての「サービス提供とサポート」、以上の業務を評価する手法について示した「モニタリングと評価」の4つの領域に分けている。一般的にはこれら4領域から現状の把握と改善策を検討していくべきである。こうしたITガバナンスを内部での構築するのが困難な場合は、コンサルタントを活用するのも1つの方法であろう。

　日本の病院、企業(金融機関を除く)は、「サービス提供とサポート」の分野において、サービスレベルの管理や、災害時に業務が継続できる仕組みの構築ができていない傾向にある[※6]。前者に関しては、例えばシステムダウンの後、復旧までの時間やシステムのレスポンスのスピードなどの目標を具体的数値で設定しておく必要がある。しかし、そうしたサービスの質を数値で管理するという文化は日本で根付いておらず、それが影響していると考えられる。後者については、医療機関こそ災害時にもシステムが機能するよう対策をとっていく必要があるものの、そこまで意識が及んでいないのが現状で、早急な対策が求められている。

※5　雨宮俊一・間形文彦・塩野入理・金井敦著「個人情報保護とITガバナンスの関係に関する考察」(電子情報通信学会技術研究報告 SITE2005-52)、社団法人電子情報通信学会、2006年
※6　CHART、マイクロソフト株式会社「医療機関におけるITガバナンスガイドラインについて」マイクロソフト株式会社、2010年

4 IT戦略の描き方

1 情報のアウト・プットを意識したイン・プット設計

　IT戦略を描く際に重要なのは、アウト・プットを意識してイン・プットを決定することである。つまりシステム設計の際に、ユーザが1次利用、後に2次利用しやすい形で情報が蓄積されるようにデータの入力項目を決定すべきということである。

　よって、医療機関の場合、設計段階に医療現場を知る医師らの専門家集団を参加させることが重要となる。そうすることで、使いやすいインターフェースについて医師らの意見が設計に反映されるため、後からの変更が少なくなる。また、必要な入力項目が設計の初期段階から明確になるため無駄なプログラムを構築する必要がなくなり、設計コストの削減にもつながる。

　逆に、設計段階で医師らを交えずシステム・エンジニアの集団がデータ入力のしやすさなどだけを考えてシステム構築をしてしまうと、後に医師ら医療スタッフから変更の要望が出てきてしまう。実際に医療機関のシステムにおいては、医師らの要望を受けて後にシステム変更の必要に迫られるケースが多々見受けられる。このような変更を繰り返すとコストがかさむうえ、プログラムの処理に無駄が増えるなどシステムのスピードが遅くなってしまう。

　利用者が使いやすいインターフェースを実現する、現場主義のシステム構築をするためには2つ方法がある。1つ目は医療機関内にCIO相当の管理者を任命し、CIO統括のもとシステムを構築する方法である。2つ目はメーカに現場が理解できる医師らによるCMO（Chief Medical Officer）を採用し、実際の臨床現場で必要な情報を収集することができる組織を作ることである（「第3章⑥部分最適から全体最適なシステム設計へ」「第4章②病院CIOの育成」「第5章⑤医療ITのグローバル化」参照）。

2 重視すべきコスト、スピード、クオリティ、バリュー

　IT戦略の立案においては、①コスト、②スピード、③クオリティ、④バリューの4項目について考える必要がある。

(1)コスト

　コスト・エフェクティブなシステムを導入すべきである。「第2章①病院情報システム導入の意義と医療情報の1次利用」で述べた通り、病院情報システムを導入することによるメリットとしては、業務のスピード・アップや情報の一元管理、人件費の削減などが挙げられる。しかし、現場主義の病院情報システムになっておらず医師らが使いにくいシステム、あるいは使えないシステムを導入してしまうと、費用対効果がえられず高い導入費だけがかかってしまうので注意が必要である。

(2)スピード

　システムはスピーディーであるべきだが、日本の電子カルテシステムは一般的にスピードが遅いことが多い。しかし、スピードの遅さは利用者の不満を生み出す最大の要因となる。例えば、操作の際にはワンタップでシステムが展開するなど、スピーディーなシステムが医療現場では望まれている。

(3)クオリティ

　システムのクオリティは高くなければならない。例えば、Disease Managementに活用した場合、医師の迅速な意思決定に貢献できるシステムを設計する必要がある。患者の状態を把握し、検査項目の閾値を超えたり下回ったりして症状が変化した場合すぐに医師が把握できるなど、データの「見える化」に優れたシステムが望ましい。例を挙げると、糖尿病の患者のデータを集約して表示し、HbA_{1c}の値が6.5%を超えた患者が出ると赤色で表示させるといった仕組みを取り入れることで、医師の診断支援となろう。

(4)バリュー

　バリューとは医療の価値のことであり、マイケル・E・ポーターは患者にとっての価値、つまり支出当たりの患者にとってのアウトカムの質を高めることであるといっている[1]。この患者にとってのアウトカムの質 (Customer Satisfaction〈CS〉：顧客満足)を高めるのは、医療従事者のES (Employee Satisfaction：従業員満足)を上げることで可能になると考えられる。ESが上がるつまり医療従事者が働きやすくなると、その分患者へのサービスに労力を費やすことにつながるためである。

　ESを上げるため、IT戦略においてはシステムの利便性を向上させるなどし、よりよいシステムを設計する必要がある。このよりよいシステムの構築の際、必要になるのがスピードとクオリティである。しかしながら医療の価値を高めるためにスピードとクオリティを

---

[1] マイケル・E・ポーター、エリザベス・オルムステッド・テイスバーグ著、山本雄士訳『医療戦略の本質』(p.146) 日経BP社、2009年

意識しすぎて膨大なシステムを構築してしまうと高コストという問題に直面してしまう。コストを意識しつつ、スピードとクオリティを限界まで高めるには、どうすればいいかを見極める必要がある。システムの性能に依存するのではなく、運用でまかなえる部分は運用でまかなうなどの工夫をすることも大切である。

5 ITを活用した広報

1 広報の重要性

「広報」と「宣伝」は同義語としてとらえられることも多いが、実際には、広報は、Public Relationsという英語の翻訳語としてとらえられるべきである。Public Relationsとは、ステークホルダーとの良好な関係作りを意味する。

医療サービスの特徴の1つは「情報の非対称性」にある。サービスの受け手つまり患者が持っている医療サービスの質などについての情報量が、サービスの提供側つまり医療機関に比べて著しく少ないことを指す。患者の権利意識が高まり、治療の選択肢を患者に明示していく必要に迫られる中、医療機関は、この情報の非対称性をできるだけ小さくし、必要な診療情報が必要としている人に届くように広報体制を整備する必要がある。その際、コミュニケーションは双方向であるべきである。医療機関は患者やその他のステークホルダーがどんなことを知りたがっているか、あるいはどんなことを病院側に伝えたがっているかを把握することで、次の広報活動に生かすことができる。

2 病院ホームページを利用した広報

新聞やテレビなどのマス・メディアによる報道を通して、医療機関の取り組みなどを患者らに伝えることは可能である。しかし、それでは一方向の情報伝達になりがちなのが難点である。そこで広報ツールとして活用されているのが、病院のホームページである。

(1)情報発信

診療時間や受付手順など基本的な診療情報のほか、症例数、治療成績や担当医などの詳細な情報をホームページ上に掲載する病院が増えてきている。専門医がいたりがん拠点病院などに指定されているなど、特定の分野に注力していることが客観的な指標によって明らかにできる場合は、掲載すると患者にとって病院を選ぶ際の判断材料となりやすい。またプライバシーマークなど第三者評価を取得している場合は、ホームページで公表すると患者が医療機関を選ぶ際の判断材料の1つとなる。

(2)アクセスログ解析

アクセスログ解析をすると、診療科ページごとの閲覧者数や、閲覧者の都道府県別所在地、ホームページを訪問した際に使った検索ワード、各ページの滞在時間、ホームページを閲覧した時間など様々なことがわかる。これによって、ホームページの閲覧者がどんな人でどんな情報を求めているかを推定することができる。

アクセスログ解析によって抽出した閲覧者のニーズを情報提供側である各診療科等に伝達し、必要とされている情報を積極的に出していくことで、必要な情報を知りたい人に伝える仕組みをつくることができる。

(3)マーケティング

よい商品を作ったとしても、目立つ場所に陳列しないと人目につきにくく、売れにくい。それと同じで、ホームページもより多くの人に見てもらえるように工夫する必要がある。

キーワード検索した際に、検索結果の表示順の上位に表示されるようにする技術を検索エンジン最適化(Search Engine Optimization)という。検索結果1ページ目の1位に表示されるのと、2ページ目に表示されるのでは、アクセス数に雲泥の差があり、できるだけ上位にくるよう工夫することが求められる。閲覧者が検索で使うことが予測されるキーワードを、ページ内で適切に配置する、他のサイトから多くリンクが張られるようにするなどの工夫が必要だ。

3 ソーシャル・メディアの可能性

ブログやマイクロブログTwitterなどはソーシャル・メディアと呼ばれ、ユーザー同士が相互にメッセージを送り合ったりすることでコンテンツが作られていく。ホームページの一部にブログを組み込み、医療スタッフらの思いや日々の業務を伝えようとする病院も現れている。企業トップや政治家がTwitterのアカウントを作り、理念を顧客や有権者らに伝えていくことが広がっているが、病院長も同様のことができよう。

ソーシャル・メディアは次のような特徴をもつ。
- 紙媒体の情報よりも、伝播力が強い
- 双方向のコミュニケーションが、従来のマス・メディアよりも容易にできる
- ステークホルダーと継続的なコミュニケーション・チャネルがもてる
- マス・メディアのような第三者による情報の編集がない
- 書き手のプライベートな一面も表れるため、無機質な情報のやりとりにとどまらないコミュニケーションができる

一方で、ネット上で広がる情報にコントロールを効かせることはほぼ不可能であるため、

誤った情報が一瞬で広まったり、ちょっとした誤解がネットユーザーらからの大きな批判を引き起こしたりする恐れもある。こうした危険も十分認知し、さらにネットユーザーが病院に対してどのようなコメントをしているかをモニタリングする体制を整えたうえで、ソーシャル・メディアを活用することが勧められる。

第5章
未来の医療情報システム

1 病院情報システムの再構築
2 未来の電子カルテ
3 クラウド化された地域連携システム
4 医療と健診の連携
5 医療ITのグローバル化

　これからの医療情報はどう発展していくのだろうか。この章では、今まで述べてきた病院情報システムの問題点や改善策を踏まえながら、将来の医療情報システムの進むべき方向性を考えてみたい。

　現在の病院情報システムは「第1章①病院情報システム発展の歴史」で前述したとおり、第1世代の医事会計システムから第3世代の電子カルテまで部分ごとに構築されたシステムである。これに起因する問題として、①共通化されていない認証基盤、②システムのスピードが遅い、③統一されていないマスター──という3点が挙げられる。こうした諸々の問題を解決するため、病院情報システムをゼロから再構築し、部分最適ではなく全体最適のシステムとすることが求められている。

　本章では、病院情報システム再構築の際に、改善すべき点について述べる。

1 病院情報システムの再構築

1 認証基盤の共通化

　現在の病院情報システムは、システムごとに認証基盤を構築している。そのため、利用するシステムごとに利用者を設定する必要があり、電子カルテ側で利用者管理をした場合、部門システム側でも利用者管理を行う必要がある。そのため、利用者の情報が電子カルテでは最新の情報になっているが、部門システム側では古い情報のままになっていることもあり、管理の負荷がかかったり思わぬバグを生み出したりしている。そのため、電子カルテ側で利用者情報を変更すると、部門システム側に利用者情報を送信する仕組みを構築し、各システムの利用者情報を同一に揃える仕組みを構築してきた。しかしながら、それぞれの部門システム側にこのような仕組みを導入する必要があるためにカスタマイズ費用がかかり、更新できていないシステムも多数存在する。

　これらの問題については、共通の認証基盤を構築することで利用者管理を1つのシステムで行うことが可能になる。さらに、1つの認証基盤を利用しているために、一度認証を行うと別のシステムを利用するときにも認証を求められずに利用できるSSO（Single Sign-On）が実現でき、利用者の利便性が高まる。

2 スピードの改善

　次の問題点としては、システムのスピードが遅い点が挙げられる。これは、システム連携を想定せずに部分ごとのシステム設計を行った結果である。部分ごとのシステム設計からシステム全体を考えた設計に移行することで、こうした問題は解決されよう。このとき、「第4章④IT戦略の描き方」でも前述したように、メーカーのシステムエンジニアだけで構築するのではなく、医療従事者とも連携してアウトプットをイメージしてからインプットを決定していくことで、データベースの設計時に役立ち今後の改変にも対応できるようになる。

3　統一されていないマスタ

　現在の病院情報システムでは、医事会計システムとオーダエントリシステムと電子カルテシステムが別々のシステムとして構築されており、それぞれのシステムを連携するために次のような仕組みをとられていることが多い。オーダエントリシステムを軸として、処方などのオーダを出したときにオーダエントリシステムに登録され、その情報が電子カルテに記録されるのと同時に医事会計システムにも登録されるようにしている。しかしながら、これらのシステムは別々のものであるために、マスタが別々のものとなっている。そのため、例えばオーダエントリシステムで糖尿病コード「A」と、電子カルテにおける糖尿病のコード「1」で、医事会計システムにおける糖尿病のコード「ア」とを結びつけるデータマッピングを行わなければならない。このデータマッピングを行わないで利用していると、オーダエントリシステムで登録した糖尿病のデータが電子カルテや医事会計システムに反映されないという事態が起きる。そのために、これらのマスタを管理する必要がある。医事会計システムは医事部門が管理し、電子カルテやオーダエントリシステムは医療情報部などの医療機関のITを管理する部署（IT部門）が行っているケースが多い。このような場合、医事会計システムでマスタを変更するときにIT部門と打ち合わせ、お互いのマスタを変更する必要がある。しかしながら連携がうまくできておらず、設定ミスにより取り漏れが発生していることもある。こうした問題を解決するためには、医事会計システムとオーダエントリシステムと電子カルテで共通のマスタを利用すればよい。1つのマスタを変更するだけですべてのマスタが変更できるようになり、管理が容易となる。

　さらに、処方や病名についてはMEDIS-DCのマスタを利用するなど、標準的なマスタを利用することでこれらの作業を簡便化することも可能である。しかしながら、これらの標準的なマスタを利用する場合は、新規のものがすぐに反映されるとは限らないためになかなか運用に踏み切れないケースがある。普及のためには、新しい薬や病名が追加されたときにすぐに標準のマスタに反映されて利用できる環境を整えていく必要があると考えている。

2 未来の電子カルテ

　現在の電子カルテは1患者1カルテとなっており、今までどのような診療を行ってきたかが確認できるようになった。患者の病歴の大部分、各診療科の診療内容を経時的に確認することで患者の病態をより把握しやすくなり、医療の効率性や安全性を高めることになった。しかし、将来的にはより使いやすいユーザインターフェースを持った電子カルテや、入力の負担がより軽くなった電子カルテが現れるであろう。

1 患者ポータル

　現在の電子カルテはコンピュータのユーザインターフェースをもとに構築されているために、過去の情報を閲覧するためには、通常のパソコン画面のように上から下にスクロールさせるシステムが大多数を占めている。紙カルテに比べると、現在の電子カルテは一覧性に劣る。紙カルテではページをめくるとすぐに過去情報を閲覧できていたのに、現電子カルテでは画面の上下スクロールが必要になる。これにストレスを感じる医師も多い。
　また、時系列でデータ表示されているが、例えば、オーダを確認する際、画面を1つずつしか開くことができない。よって、検査結果を閲覧中にCT画像を確認するなどといったことができない。さらに、それぞれの画面の読み込みにも時間がかかる。閲覧だけでなくオーダするときにも同様の問題が起きており、医師に負担がかかっている。
　そこで、図5-1のように患者のすべての診療内容を時系列で表示することで、一目でどのような治療を行ってきたかを把握できるシステムが必要になると考えられる。
　図のシステムでは、横方向に時間軸、縦方向に診療内容を表示させる。過去のオーダは実施済みであるので、データが記載してある欄をクリックすることで、詳細情報を閲覧し、患者の診療内容を確認できる。また、未来オーダの部分では、現在患者に立てている治療計画を表示させ、追加のオーダなどがある場合は空白部分をクリックすることでそれぞれのオーダを出すことができるようにする。いずれも、基本ページは変わらず、複数のオーダを画面に表示することができる。このようにすることで、検査オーダを出している最中に画像オーダを出そうとしたときに、画面を切り替える煩わしさから解放される。
　さらに、タブレットPCを利用することで、画面の右側から左側に指を動かすと今後の診療方針が、左側から右側に指を動かすと過去の情報が閲覧できる、といったことも可能

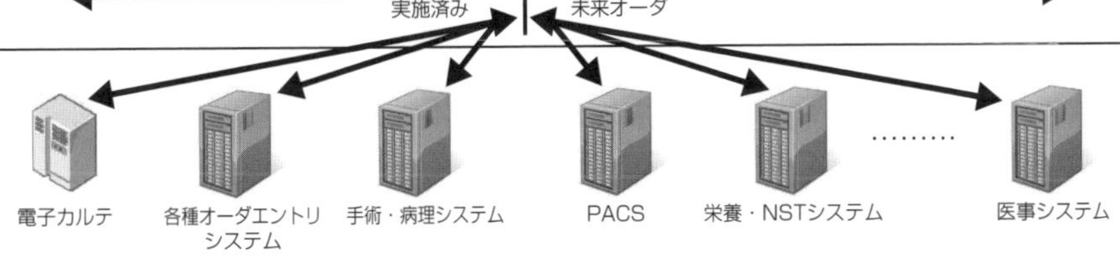

図5-1　診療内容の時系列表示

になろう。

2　電子データの自動登録

　19ページでも述べたように、電子カルテにデータを登録する操作は医療従事者に大きな負担となっている。そのため、電子カルテにデータを自動的に登録する仕組みが望まれている。こうした負担の軽減を目的として進んでいるのが、データ入力の自動化である。現在運用されているのは、オーダエントリシステムと連携し、検査結果をカルテに自動的に取り込む仕組みである。また、放射線システムのCT画像などは、PACSと連携して画像を参照できるようにしている。

　しかし、自動的にデータを取り込めないものも多数存在する。例えば、身長・体重・血圧などの情報は生体情報システムなどの一部のシステムを除くと自動的にデータが取り込むようにはできていないことが多い。1つのデータを自動的に取り込むためにはシステムのカスタマイズが必要となり、多大な費用が発生するためである。具体的には、測定する医療機器側が持っているデータと電子カルテなどのアプリケーション側が持っているデータに同じ規格がなく、このため、医療機器側からアプリケーション側に送るときに変換規

則を作成しなければならない。この費用がそれぞれで発生してしまうために費用が高くなることが多い。

　こうした高コストの問題はあるものの、すべてのデータが自動取込できるようになれば、医療従事者の入力負担の軽減だけでなくデータの誤入力といったリスクも回避できるようになるなど、メリットは大きい。安価にデータを自動的に取り込める仕組みが望まれている。

　今後は様々な電子カルテシステムが構築されていくだろうが、ここで説明したような、利用者の負荷を軽減しつつ直感的に操作できるシステムが開発されていくであろう。

3 クラウド化された地域連携システム

1 クラウドコンピューティングとは

　従来のシステムでは、利用する場所、すなわち病院内で利用する場合は病院にシステムを設置して利用している。そのため、システムを継続的に利用するためには保守管理が必要である。その他、使用する中で利便性向上のためにシステム更新が必要になることも多いことや、システムを管理できる人材を育成する必要もあることから、多額のコストが発生する。システムを小規模で利用する場合には、費用対効果を検討した結果、投資に見合う効果が期待できないと判断しシステムの導入を見合わせるケースもあった。

　こうした問題を解決するために、昨今ではクラウドコンピューティングという仕組みが注目されている（図5-2）。クラウドコンピューティングを導入すると、パソコンや携帯電話やPDA（Personal Digital Assistants）などの利用者の端末、そのうえで動くブラウザ、インターネットの接続環境を準備するだけでよい。実際に処理が実行されるシステムはクラウドコンピューティングを提供する企業に設置されており、利用者はインターネットを

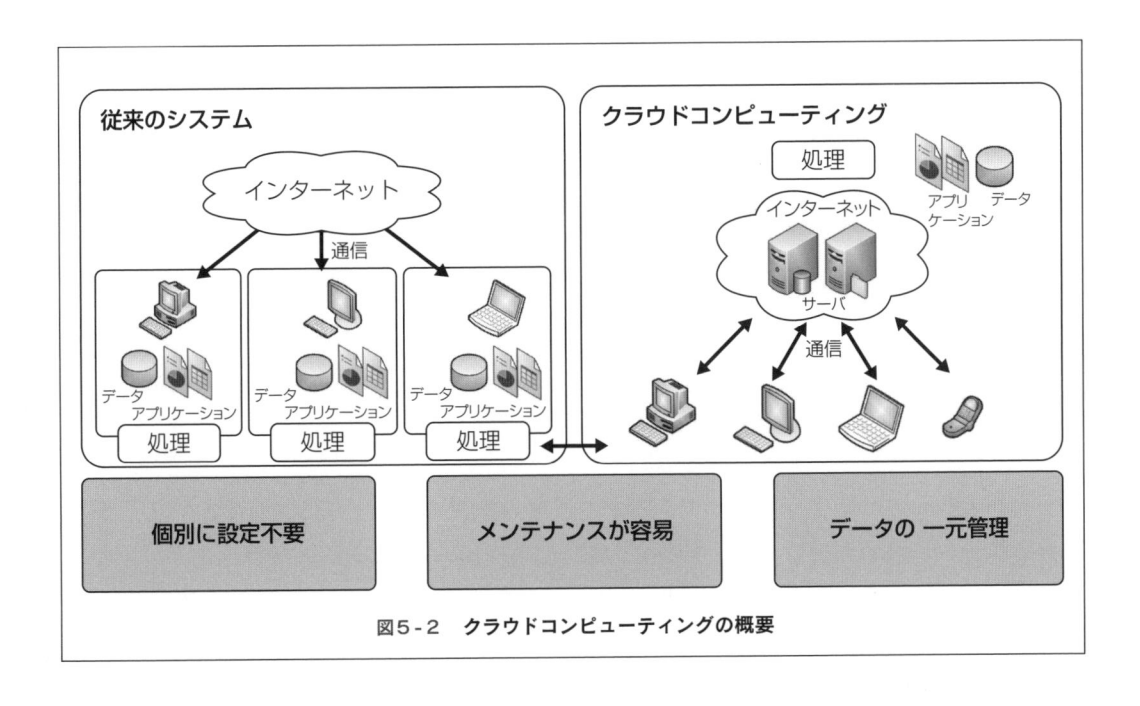

図5-2　クラウドコンピューティングの概要

通じて、そのシステムに接続する。
　コンピュータ本体の購入や蓄積されるデータの管理は不要となるため、保守管理費の削減につながる。初期導入費も不要な場合が多い。加えて、クラウドコンピューティングでは、サーバが一元管理されており利用者は常に新しいサービスを利用できるため、システム更新のための煩わしさからも解放される。
　ただ、クラウドコンピューティングにもデメリットがある。インターネットを利用するために、情報漏洩などの問題が発生する可能性があることだ。このため、セキュリティ対策をしっかりと行うことが必要である。

2　クラウドコンピューティングと地域連携システム

(1) クラウドコンピューティングの情報漏洩対策

　膨大な患者情報を扱う病院情報システムでは、情報漏洩のリスクから、クラウドコンピューティングが導入されている例はまだ限られている。しかし、情報漏洩のリスクについては、VPN（Virtual Private Network）を利用することで、対策が可能だ。
　VPNとは公衆回線をあたかも専用回線であるかのように利用できるサービスで、企業内ネットワークの拠点間接続などに利用されている。費用面でも、専用回線を導入するより安価である。

(2) 地域連携システムのメリットと問題点

　セキュリティ対策を講じたうえで病院情報システムへのクラウドコンピューティング導入を検討した場合、最も適したシステムは地域連携システムである。地域連携システムとは、一定の地域にある病院や診療所などの医療機関が電子化された患者情報を共有するシステムである（図5-3）。
　現状では、大学病院などから病院・診療所などに患者を紹介する際、紙に書かれた紹介状や検査データを患者に渡し、相手先の病院に運んでいる。この紹介状や検査データは院内では電子化されていることが多い。一定地域内の病院・診療所でこうしたデータをシステムを通じて共有できれば、これまで難しかった患者の過去の診療歴や既往歴の把握も可能になり、また患者が持ち運ぶ途中で紛失するリスクも回避できるなど、メリットは大きい。
　有用性の高い地域連携システムであるが、高額なシステム構築費がネックになり、導入の動きは鈍い。地域連携システム構築は、病院と病院、あるいは病院と診療所をネットワークで結ぶ必要がある。このとき、各医療機関のシステムで採用しているマスタ（番号と名称を紐付けているもので、例えば、病名マスタでは0001が糖尿病になっている）が異な

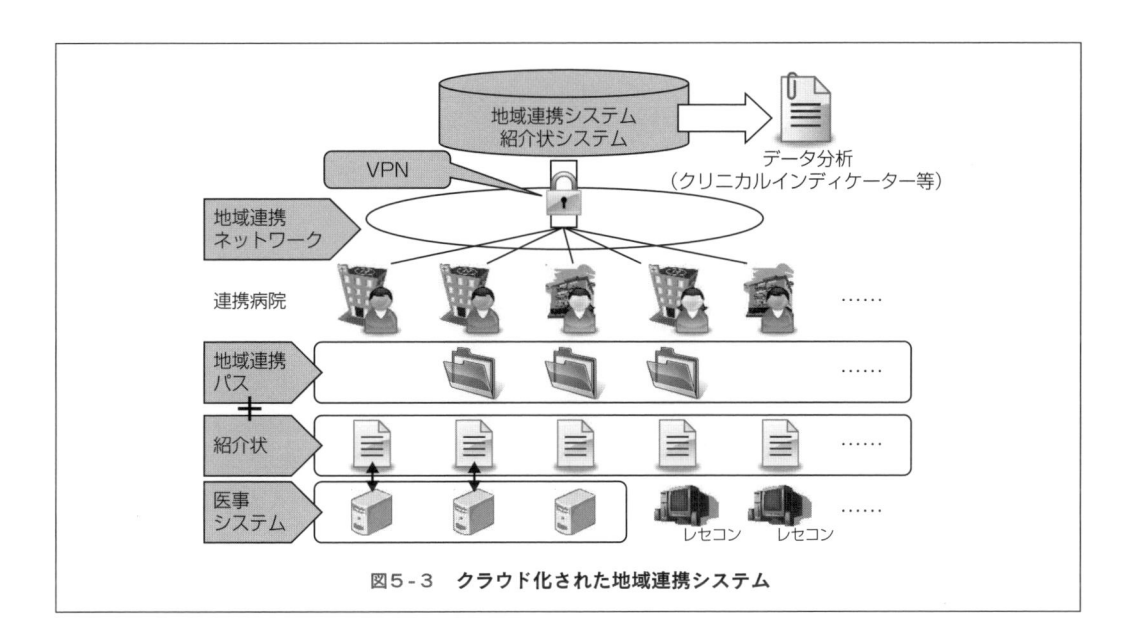

図5-3　クラウド化された地域連携システム

ると、データ取り込みの際に費用が発生する。これは、システム間でのデータのやりとりの際に、マスタが違うためにマスタとマスタを紐付ける別のマスタが必要になるためである。そのため、1からシステムを構築し、同一のシステムとマスタを使用しながらデータ共有することでこれらの問題点は解消できるが、診療所などではそうしたシステムの導入費用を捻出することは難しく、現実的ではない。

(3)クラウドコンピューティングの活用

こうした費用の問題を解決できるのが、クラウドコンピューティングである。地域連携システムにクラウドコンピューティングを活用することで、病院や診療所は、端末、セキュリティ対策を行っているインターネット環境を整備するだけでよくなる。また、システムの利用料も年間数万円～十数万円程度に抑えることが可能になる。そのため、費用を抑えた地域連携システムの構築が可能になるのである。

4 医療と健診の連携

1 個人の診療・健診履歴の管理

「第1章⑨病院情報システムの概要（6）地域連携システム」で述べたように、「病院ごとに1患者1カルテ」の時代から「地域ごとで1患者1カルテ」の時代へと進みつつある。さらに発展した形として、カルテに記載してある診療情報だけではなく健診情報も登録されるEHR（Electric Health Record）のほか、医療機関ではなく患者自身が管理するPHR（Personal Health Record）などの開発が進んでいる。国もこうした国民1人ごとの診療履歴・健診履歴の管理の重要性は認識しており、高度情報通信ネットワーク社会推進戦略本部（IT戦略本部）が2010年3月に開いた第3回デジタル利活用のための重点点検専門調査会の中で、「どこでもつながる医療・健康情報の実現（「全国どこでもMY病院」構想）」として構想をまとめている[※1]。

2 浸透する個人の健康情報

日本でも一部では、このように個人の健康情報を管理する仕組みが浸透しつつある。

携帯電話を用いた日々の健康情報の管理が、そのうちの1つである。例えば、NTTドコモのウェルネスケータイ[※2]や健康総合モバイルサイト「リフラ」[※3]が該当する。特にウェルネスケータイの場合は、内蔵の歩数計、脈拍センサーで自動的に集計し、歩数や距離、消費カロリー、脂肪燃焼量などを保存できる。また、外部機器との連動により体重や体脂肪率なども取り込むことが可能となる。個人個人が健康管理をすることで、日々の体調変化に気づくことができ、また、病気になったときも日々の体調のデータを医師に見せることで診療方針の判断材料ともなろう。

医療機関と患者が連携した取り組みとしては、横浜市立みなと赤十字病院が行っている、

※1 高度情報通信ネットワーク社会推進戦略本部「デジタル利活用のための重点点検専門調査議事次第」、
　　http://www.kantei.go.jp/jp/singi/it2/juuten/dai3/gijisidai.html（Accessed on 2010/04/04）
※2 NTTドコモ「報道発表資料：「SH706iw」を発売」、
　　http://www.nttdocomo.co.jp/info/news_release/page/080827_00.html（Accessed on 2010/04/04）
※3 Libra+、リフラ事業紹介、
　　http://www.libra-plus.co.jp/business/refla.html（Accessed on 2010/04/04）

携帯電話を用いた喘息遠隔医療(ARMS:Asthma Realtime-Monitoring System)がある[※4]。この取り組みでは、患者は毎日ピークフローメータで呼吸機能を測定し、携帯電話を用いて値を入力する。これらの登録されたデータはシステムに蓄積される。そして、測定値が低い場合は主治医の携帯アラームがなるようになっている。このアラームがなると、医師は患者に薬の投与の指示や受診を促すアドバイスを行う。また、日々の経過が登録されているために、診療の際にも有用である(図5-4)。

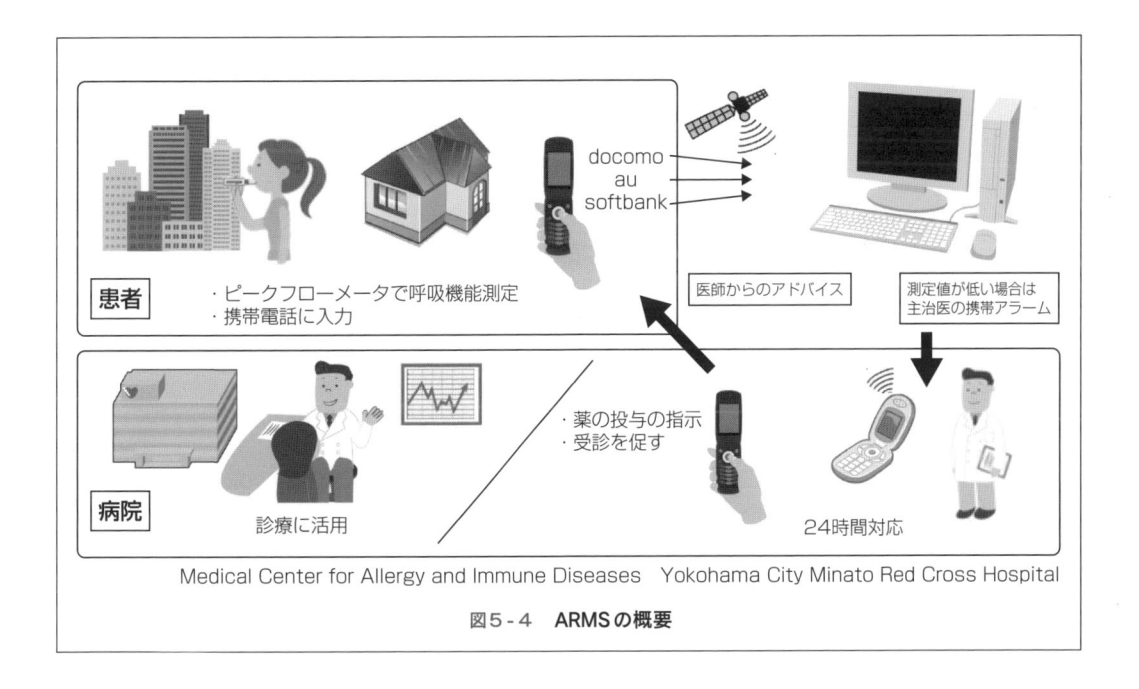

図5-4　ARMSの概要

こうした技術が広がる背景には、簡単にデータを登録、管理できる仕組みが技術的に可能になり、それが高機能な携帯電話などの普及によって一般にも利用可能になっていることが挙げられる。

今後、こういった機器はますます発展し、詳細なデータを取得し管理できるなど、さらに利便性が向上すると考えられる。その結果、24時間いつでもどこでも健康相談などができるようになるかもしれない。

3　医療と健診の連携

医療情報と健康情報を扱うシステムのさらなる発展形として、健康情報と診療情報を包括的に統合したシステムが考えられる。現在の日本では、病気になった時の身体の情報は

※4　横浜市立みなと赤十字病院アレルギーセンター「携帯ぜんそく日誌とは？」、http://www.yokohama.jrc.or.jp/alle.cent/topics.html?topics_id=1 (Accessed on 2010/04/04)

第5章　未来の医療情報システム

図5-5　医療と健診の統合

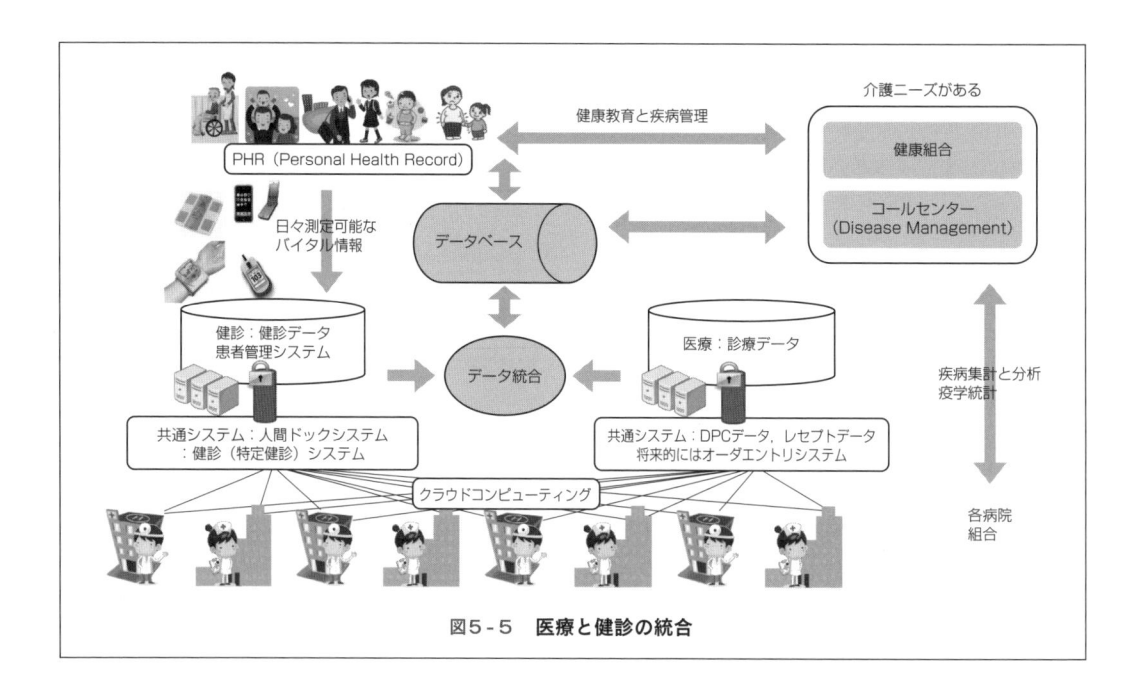

　医療機関が、健康なときの身体の情報を集めた健康診断の情報は健診センターなどが管理している。しかし、日本全体で日頃の身体の情報を診療時に役立てる仕組みを構築しようとするなら、医療機関が持つ情報と健診センターが持つ情報を統合したシステムが必要となる（図5-5）。

　図のような医療と健診の統合を行うには、「第5章③クラウド化された地域連携システム」で述べたクラウドコンピューティングの仕組みが活用できるだろう。それぞれの医療機関は、DPCデータやレセプトデータやオーダエントリシステムなどの情報を集約した診療データを管理するシステムと、人間ドックシステムのような健診データを集約したシステムを利用する。また、健診データとして、携帯電話を用いて日々測定したバイタル情報などを登録することで、より詳細な健診情報を蓄積することができるようになる。

　こうした仕組みができれば、診療の際に役立てられるだけでなく、健康診断の結果が悪かった利用者には注意を促したり、健康教育を行ったりするDisease Managementが可能になる。これによって、それまで健康に対する意識が低かった人の健康状態も管理できるようになる。こうした仕組みは導入後、一時的には潜在化していた病気が表面化するため医療費が上がると考えられるが、長期的にみると病気の早期発見につながり、医療費が抑制できよう。

⑤ 医療ITのグローバル化

1 海外に後れをとる日本の医療システムメーカー

　近年、携帯電話産業を始めとした市場など様々な意味で、日本がガラパゴス化してきているといわれている。

　ガラパゴス化は、2006（平成18）年11月に野村総合研究所の『知的資産創造』の中で北によって提唱されたのが始まりである[※1]。ガラパゴス化とは、独自の方法や市場のみでしか発展せず、標準からかけ離れていく状態のことをいう。また、吉川らによると、日本のガラパゴス化は①日本製品のガラパゴス化、②日本という国のガラパゴス化、③日本人のガラパゴス化という3つガラパゴス化から構成されるといわれている[※2]。

　このガラパゴス化は医療ITの分野でも起きているといえるのではないだろうか。2004（平成16）年頃のアメリカにおける医療ITをみると、電子カルテ、オーダエントリシステムなどは医師が紙に記載したものを電子スキャンするか伝票をコメディカルが運ぶという運用がされていた。当時、医療ITにおいては日本のメーカーの方が進んでいたのである。しかしながら、最近のアメリカのユタ州のIntermountain Healthcareやタイの Bumrungrad Internationalの事例をみると、日本の医療ITの遅れが懸念される事態となっている。個別システムをみると日本のメーカーの方が進んでいるケースはあるが、全体的なシステムを考えると遅れているといわざるを得ない。これは日本のシステムは部分最適なシステムであり、全体最適なシステムになっていないことが原因である。

　なかでも顕著に遅れているのが、スピードである。海外のメーカーでは、徹底した現場主義のシステム構築を行っている。メーカーのシステムエンジニアだけでなく、CMO（Chief Medical Officer）を雇用している。つまり、医師の意見が反映されたシステム設計を行っているのだ。そのため、医療現場で重視される「スピード」という点で優れた設計がされており、ワンタップですべてのオーダが展開されるなど、日本メーカーの電子カルテのスピードとは雲泥の差が生まれている。

　日本の電子カルテが利用されない原因としてはカルテの記載が困難であることや医師の

[※1] 野村総合研究所「知的資産創造2006年11月号」、
http://www.nri.co.jp/opinion/chitekishisan/2006/pdf/cs20061104.pdf （Accessed on 2010/04/04）
[※2] 吉川尚宏著『ガラパゴス化する日本』（p.4-5）講談社現代新書、2008年

第5章　未来の医療情報システム

業務量が多くなっていることもあるが、それ以上にシステムのスピードが遅い問題がある。そのため、このような海外の現場主義のシステムが日本に入ってくると日本メーカーの電子カルテは潰れていく可能性もある。

現場主義の医療ITを構築するためには、「第4章②病院CIOの育成」でも述べたように、医療機関内にCIOを任命し医療とITの両方を結びつける人材を確保する方法と、上記に述べたようにメーカー内にCMOを確保する方法の2つがある。どちらの方法においても、実際にシステムを使う医師を交えてチームをつくる必要がある、という点は同じである。

2　世界標準のシステムの必要性

近年、観光をしながら治療を受けるメディカル・ツーリズム（医療観光）が注目されている。タイの病院では、メディカル・ツーリズムでの外国人の受け入れ数は、他のアジア諸国と比較すると4、5倍となっている。

日本の患者もメディカル・ツーリズムで海外に流出してしまい、日本の医療機関にかかる患者数が減少する可能性もある。逆に、日本の医療機関がグローバル化を進めることで、外国人を呼び込み、患者数を増やすことが可能であろう。

日本の医療機関がグローバル化を進めるには、海外からの患者が日本で受けた診療や検査に関する医療情報を母国などでも活用できる仕組みをつくる必要がある。よって、電子カルテやオーダエントリシステムをグローバル化し、日本だけでなく海外でも利用できるシステムにしなければならない。

また、これらのシステムでは医療情報の標準コードが必要となる。ただし、すべての医療コードを標準化することはできない。例えば、国によって診療報酬の算定方法が違うので、医事会計システムで利用するコードは個別にする必要があろう。

このように医療コードを標準化しITを利用することで、グローバルにクリニカル・インディケーターを比較することができるようになる。アメリカの医療、韓国の医療、スウェーデンの医療、日本の医療をグローバル比較することによって医師の向上心が増し、さらに高度な臨床技能の獲得につながるのではないかと考えられる。こうした医師の活性化が実現すると、医師が日本だけに留まらず様々な国で知識や技能を獲得してくる可能性も高まり、日本人のガラパゴス化からも離脱できるかもしれない。

このように、医療ITは様々な意味で、グローバルに考える必要性に迫られている。このまま、医療ITのガラパゴス化が進むのか、あるいは脱ガラパゴス化が実現するのか。すべては、現在の医療現場で働くすべてのスタッフの意思による。

第6章
徳島大学病院の事例

1 病院情報センターの設立
2 電子カルテの導入
3 IT広報
4 セキュリティ対策

　この章では、第4章で提示した方法論を踏まえ、徳島大学病院がES（従業員満足）を向上させ、全体最適な仕組みをどのように構築してきたか、その取り組みを紹介したい。

第6章 徳島大学病院の事例

1 病院情報センターの設立

1 病院情報センターの設立と役割

　徳島大学病院の病院情報センターは2009（平成21）年3月、それまでの医療情報部と医事課医療情報係を統合して発足した。院内の医療情報を集約化し、医療の質向上や病院経営の改善に役立てるため、種々の業務を行っている。IT戦略の立案のほか、個人情報保護やセキュリティに関するITのリスクマネジメントも実施している。院内システムを単なる管理・監査する技術セクションではなく、ITを活用して病院経営に貢献するマネジメント・セクションとしてポジショニングしていることが特徴的である（図6-1）。

2 病院情報センターの構成

　センター部長が病院CIOとしての役割を負い、病院長や経営分析を担当するスタッフらとコミュニケーションを密にしながら病院経営戦略の立案に関わっている。
　医療情報学、医療経営学などを専門とする教員スタッフ2人が新規プロジェクトの企画

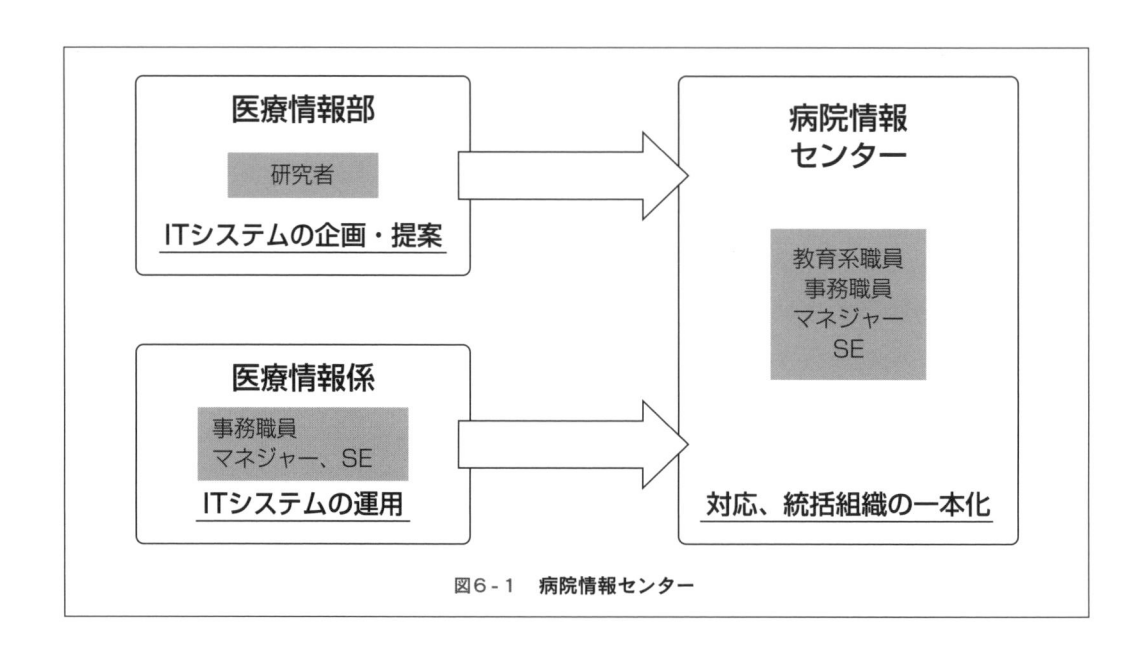

図6-1　病院情報センター

立案にあたっているほか、事務職員や外部業者から派遣されたシステム・エンジニアら13人が病院情報システムの管理運営を行っている。

　医師、コメディカル、経営企画課職員らを含む病院情報システム専門委員会を運営し、現場のニーズを汲み上げながら、常にシステム改善も行っている。

3　経緯

　オーダエントリシステムが入っていない医事システムを運用していた1990年代には、システムに関する専門知識やマネジメント力は必要とされておらず、経営企画課に設置された医療情報係がシステム運用業務を実施するのみであった。

　その後、オーダエントリシステムや電子カルテの導入にともない、大学病院内のIT組織は単にシステムを運用する業務を行うだけでは不十分になってきた。複雑な院内システムを効率的に運用し、また医療現場の利便性向上につながる新しいシステムやサービスを導入することがIT部署には求められるようになり、2001(平成13)年、システムに関する新規プロジェクトの企画実施を行う医療情報部が設置された。しかし、以前からあった経営企画課の医療情報係との間で役割分担がうまくいかないなど問題が発生、抜本的な組織改革の必要性に迫られ、現在の病院情報センターの組織が生まれた。

4　病院情報センター設置の効果

(1)システムに関する情報の集約化と知識の共有

　分断されていたシステム運用部署と、新規システムおよびサービスの企画実施部署が同じ組織になることで、システムに関する情報、業務が院内で集約化されるようになった。医療現場からのシステムに対するニーズも部署スタッフで共有され、改善策をスタッフが議論するようになった。

　集まったニーズとそのニーズに応えるためのコストを把握したうえで、優先度の高いものから順位づけし、効果的にシステム投資していく体制ができている。

(2)研究と実務のよいサイクル

　医療情報に関する研究と病院実務はとかく乖離しがちであるが、徳島大学病院の場合には病院情報センターのスタッフとして教員を配置しており、研究成果を実務に生かしたり、また実務を進める中で生まれた課題を研究テーマとするなど、研究と実務のよいサイクルが生まれている。加えて、新しいシステムを導入する場合にはメーカーが開発したシステムをそのまま導入するのではなく、医療現場で本当に使いやすいようカスタマイズするた

め、教員とメーカーで共同研究をするといった工夫をしている。

(3)職員のコミュニケーション力の向上

　病院情報センターのスタッフは、医療スタッフとうまくコミュニケーションをとり現場のニーズを把握したうえで、よりよいシステムを提供しなければならない。病院情報センターでは、スタッフのコミュニケーション力を向上させるためOJT(On the Job Training)を進めている。

　例えば、新規システム導入に関するミーティングがあるとする。説明者は、「何に関するシステムか」「そのシステムを導入することで、プロセスがどう変わり、どういうメリットがあるか」「導入に際して課題はあるか」といった事柄が、ITに関する知識がない人が聞いても瞬時にわかるように、ホワイトボードに図を書きながら説明することを求められる。資料作成時も同様で、ITに関する専門知識がない医療スタッフらが理解できるよう、IT用語を羅列した文章ではなく、図で説明するようOJTを進めた結果、現在では管理職、SE含めセンターのスタッフ全員が、図を用いてわかりやすく説明できるようになっている。

(4)システム経費の削減

　システムの更新や導入の際、必ず病院情報センターが介入しメーカーと交渉するようになった。メーカーが提示した仕様書をそのまま通すのではなく、システム・コンサルタントも雇って仕様書見直しを徹底した。不要な機能が削ぎ落とされた結果、病院情報センター設置前と比べて、手術情報システム・循環器画像システム・統合画像システムの3部門のシステム導入費が約20％、保守費が約33％削減できた。

(5)医療現場のニーズを汲み上げた新システム

　上記のような試みを実施した結果、病院情報センターでは、医療現場のニーズを汲み上げた新サービスを次々と導入している。

　例えば2010(平成22)年に入ってからは、病理システムやSIPサーバを導入した。病理システムは、顕微鏡で見たイメージをそのままデジタル化してサーバに保存するシステムである。従来は、組織切片のスライドのみを保存管理していた。デジタル画像を保存することで、医師はシステムにつながった端末があればいつでも画像を見ることができ、わざわざスライドを探しにいく手間が不要となる。SIPサーバは、医療スタッフ全員にPHSを持たせ、メールで一斉連絡できるようにする仕組みである。医療現場にいても1人から複数の人へのコミュニケーションが可能となり、これまで暗号を使って実施していた内部スタッフ向けの館内放送も不要となった。情報の管理という意味においても評価されよう。

5 課題

　現在の病院情報センターにとっては、次期CIOの育成が最大の課題である。情報技術と経営を理解したうえで、マネジメント力があり、かつ変化が激しい時代に病院が進んで行くべき方向性を見出し、チームを率いていくリーダーを育成するのは、一朝一夕では成らない。

　また、バック・オフィスであるがゆえ、患者によりよい医療を提供するという病院の大切なミッションを見失ってしまうスタッフも出てくる。患者に対する医療サービスの質向上を目指し、医療現場のES（Employee Satisfaction：従業員満足）を上げるために日々の仕事をしていることをスタッフ全員に常に意識してもらうにはどうしたらいいか、マネジャーの立場にある者として、筆者も常に頭を悩ませている。

第6章 徳島大学病院の事例

② 電子カルテの導入

　先に述べたように、徳島大学病院では病院情報センターが主体となって、院内のシステムをマネジメントしている。ペンタブレットディスプレイと電子ペンや音声入力、医療用語辞書の導入など、全国でも先進的な取り組みを行い、医療現場、経営判断に貢献する仕組みを次々と導入している。

1　導入の経緯

　徳島大学病院では、2002（平成14）年に電子カルテシステムとオーダエントリシステムを導入した。しかし、その時点では電子カルテシステムは運用されず、オーダエントリシステムのみが利用されていた。そこで2004（平成16）年4月、電子カルテを稼働させるために本格的なプロジェクトを始動させた。以降、徹底した現場ヒヤリングによる現場ニーズの把握を進め、順次電子カルテを使用する診療科を増やしていった。2007（平成19）年にはこれらのニーズを反映させた新病院情報システムが稼働し、現在では全診療科で稼働するに至っている。

2　医療現場で使いやすい電子カルテを目指す

　電子カルテを導入したものの、実際に運用される段階になるとうまくいかないという例が見られる。徳島大学病院では、前述した医療情報部／病院情報センターが、医師らのヒヤリングを徹底的に実施し、医療現場で実際に使われる電子カルテの実現に尽力した。
　ヒヤリングの結果、医師の懸念が浮かび上がってきた。電子カルテを導入すると、キーボードとディスプレイを見ながら診療せねばならないため、患者とのコミュニケーションが困難になるのではないか、という点である。カルテの記入の際にキーボードを使うことに対する抵抗感に加え、図解の描き方にも懸念の声が上がった。カルテには図解が多用される。特に外科系、眼科や皮膚科では疾患の状態を記録するのに図が必要不可欠である。しかし、マウスを操作して図を書くのは現実的ではなく、また、紙に書いた図をスキャンするのも非効率だ、という声である。
　この懸念を払拭すべく、次の施策をとった。

■(1) テンプレートの作成

医師が電子カルテに入力する負担を軽減するため、テンプレートを作成した。現在、約300種類以上のテンプレートがある(図6-2)。所見レポート、診察記事や同意書、問診票作成用のテンプレートなどがある。テンプレートを導入することにより、患者への指導や診断、病状の評価を行った際、必要な内容を不足なく書くことが可能になった。特に医学管理料や加算を算定する際には、電子カルテに決まった内容を記録することが求められるケースがあるため、導入のメリットは大きい。

また、徳島大学病院では1患者1カルテ制度を導入しており、記録は複数の診療科で共有される。テンプレート導入によって、入力効率の向上だけでなく記録の質の標準化にも役立っている。

■(2) ペンや口頭によるカルテ書き込みを可能に

ヒヤリングの結果、記載する内容がほぼ定型化しているサマリなどに記載する情報は、後日解析が可能な形で保存処理(データマイニング)すべきだが、カルテの診察記事については一般的に自由記述であることから、データマイニングには適していない情報と判断し

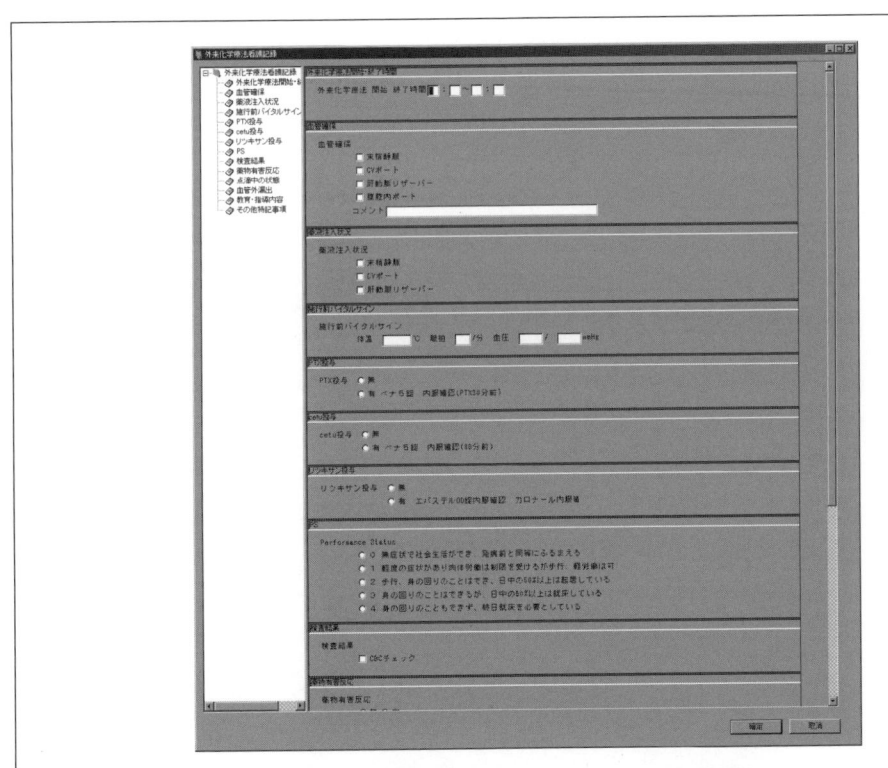

図6-2　電子カルテのテンプレート(外来化学療法)

た。であれば、必ずしも診察記事をテキストなど、データマイニングが可能な形で記録する必要はない。そこで、所見レポートや記事を電子ペンで液晶モニターに書き込み、画像として、画像ファイリングシステムに保存する仕組みを導入した。また、テキストで入力する際の入力支援として、音声入力も可能にし、高精度な医療用語辞書と併用することで、口頭でスムーズに記事記載が可能になった。

特に画期的であったのは、電子ペンによる手書き入力ができる液晶モニターを画像ファイリングシステムと併せて導入したことである。モニターは、病院情報システムのディスプレイとして院内に約280台を導入した。電子ペンを活用することで、紙に図解を描くのとほぼ同じ感覚で、電子カルテに図解を入れられるようになった。さらに、画像ファイリングシステムと超音波検査装置、内視鏡検査装置、眼底カメラを始めとする各部門の画像検査機器を接続した。これにより、検査画像をモニター上で所見やスケッチを書き込むことができ、医師は、患者に対し検査画像を見せ、なお図を描きながら症状を説明することができるようになった（図6-3）。また、そのままカルテへ保存することで、所見兼インフォームド・コンセントの記録を残すこともできる。患者にとっても、見やすく理解しやすい電子カルテが実現され、インフォームド・コンセントにも役立っている。導入にかかるコストが懸念されたが、通常5年間のリース契約を6年間とし、1年当たりのコストを

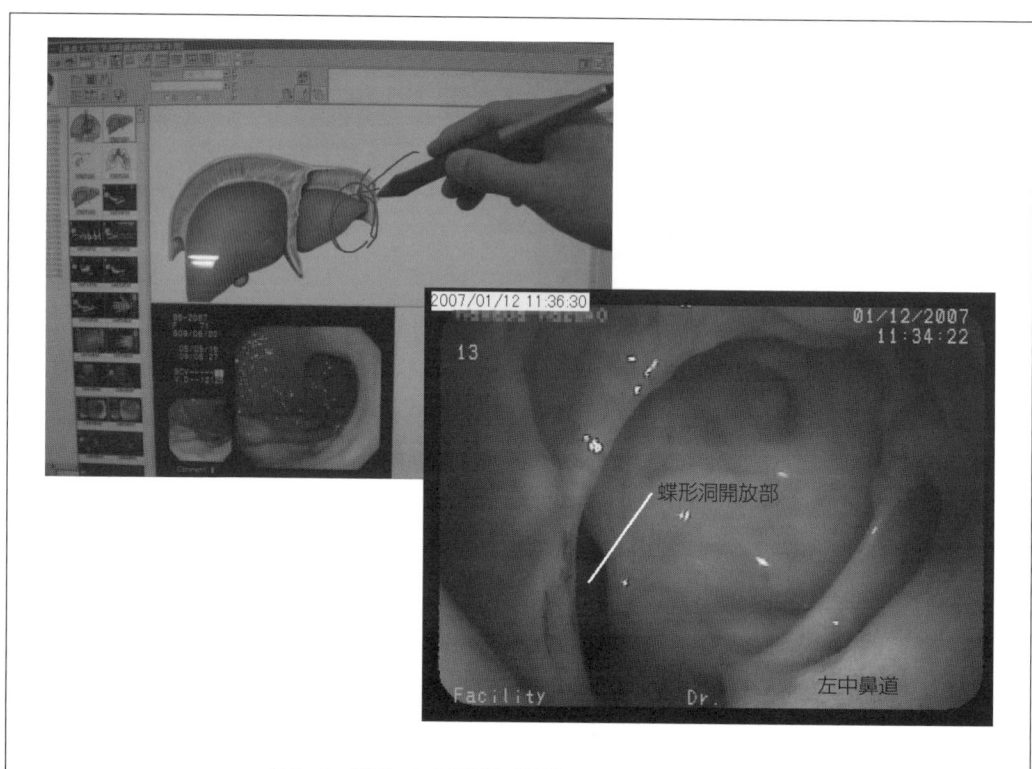

図6-3 電子ペンを利用した画像ファイリングシステム

抑制した。

(3) すべての検査画像の保存

眼科の眼底、眼圧検査や耳鼻科の鼻腔ファイバーの画像、産婦人科のエコー検査の画像なども、前述した画像ファイリングシステムを活用しデジタルデータを保存している。

(4) 文書管理

医師が作成する文書には、診断書や診療情報提供書など様々な文書がある。医師にとって、これらの文書作成は大きな負担となっていた。例えば、診断書は、患者が保険会社や医療費の公費負担を申請する際に必要であり、その都度作成する必要がある。また、作成した文書を医師が直接患者に手渡してしまい、医事課が文書発行に気がつかず、文書料取り漏れとなるケースも頻発していた。

そこで、徳島大学病院では医師の負担軽減と文書料取り漏れ防止を目指し、2005（平成17）年、文書作成を支援する文書管理システムを導入した。これらの文書のほとんどは、病名、診断内容、氏名や性別の患者情報など記載する内容が共通している。よって、文書管理システムを電子カルテと連携、病名や氏名といった患者情報をあらかじめ流用することで、文書作成が可能な仕組みを導入した。診断書によっては毎年提出が必要なものも存在し、それらは前年に記載したものを流用することで容易に作成することが可能となった。また、医事会計システムと連携し、文書発行の際に文書料の自動算定を実現した。

このような仕組みにより、医師の業務負担の軽減と、文書料取り漏れの防止を実現した。しかし、様式の変更や新しい文書が必要になるとそのたびにメーカーにテンプレート整備を依頼する必要があり、大きな費用がかかるという問題点があった。そこで現在ではメーカーに頼らず、テンプレートを病院側で簡便に整備できる文書管理システムの導入を行っている。

3　経営の判断材料になる医療情報

電子カルテの導入などによりデジタル化して保存された医療情報は、病院経営の判断材料として2次利用している。データ・ウェア・ハウス（DWH）に情報を蓄積し、SPD（Supply Processing and Distribution）のデータとともに、医薬品、医療材料の在庫最適化や、必要なベッド数の予測などに役立っている。

これらのデータを総合して分析するために、医療サービスの原価計算を行う原価計算システムを導入している。病院の会計とは管理会計がほとんどであるが、原価計算により経営分析が可能になる。病院として継続的な医療サービスを提供するためにも、病院の健全な経営は重要であり、病院にとっても経営分析は重要である。

また、医療の情報標準化ツールであるDPCを分析するDPC分析システムも導入している。DPCを分析することで、自病院の疾病構造を把握し、地域の医療需要と併せることで、地域における役割を分析している。これは地域連携を行ううえで重要なことである。また、クリティカルパス作成にも活用されている。

3 IT広報

　徳島大学病院では2005（平成17）年度から、医療情報部（現・病院情報センター）が主体となり、ITを活用した広報体制の構築に着手した。広報を専門的に行う部署の設置と病院ホームページ（http://www.tokushima-hosp.jp/）の戦略的構築という2つの施策を行い、現在では1日平均約4,000のページビューがあるサイトに成長した。その具体的手法を紹介する。

1　広報部門の設置

　病院の広報業務は総務課の職員1人が兼務として担当していたため、総務課の中に新たに広報部門を設置し、広報の専門職員を2名配置した。それまでは診療科などから上げられた情報を広報するだけで受け身の体制であったが、新たに設置した広報部門では広報担当者が積極的に院内を回り、診療科などの情報を積極的に集めるようにした。具体的には、ホームページに掲載されている情報が古くなり現状と合致していないようなことはないか、シンポジウムや医療相談会の開催など、診療科が新たに掲載したい情報はないかなどを確認するため、院内の医局などで担当者がヒヤリングを重ねている。
　医療情報部のスタッフと連携しながら、院内で集めた情報は迅速にホームページにアップしている。こうした「攻め」の広報活動を行うことでホームページの更新頻度も著しく高まり、それにともない閲覧数も増えていった。結果、院内で「患者に有益な情報を提供するには、ホームページはどうあるべきか」といった議論がされるようになり、重要な広報ツールとしてホームページが位置づけられるに至った。

2　病院ホームページ

(1) 入力、出力、統計処理の仕組み

　コンテンツの入力から出力、統計処理までを一元的に行う仕組みである「Contents Management System」を導入した。これによって、HTMLなどのプログラミング言語を始めとする専門知識がなくても、ホームページの管理と更新が可能になる。

コンテンツ入力用のIDとパスワードは、広報スタッフと各診療科等の管理者に発行している。入力は、ブログに書き込むのと同じような要領で簡単に行える。入力されたコンテンツは内容が精査され、決裁されると公開される。結果、更新頻度が上がり、アクセス増加に貢献している。

　すべてのデータに、タグを埋め込み、アクセスログ解析を行っている。2006（平成18）年より広報部の積極的な活動でコンテンツが増加するに従って、検索エンジンからのヒット率も上昇している。検索に使われたキーワードや診療科ごとの閲覧数や閲覧数の多いページ、時間帯なども継続的にモニタリングした結果、アクセスが平日に集中していることや、診療科のページを訪れているケースが多いことから、ホームページ閲覧者の多くは患者、あるいはその家族であると推測された。

　患者や地域住民のニーズにいっそう合致したホームページとするため、月に1回、広報スタッフやホームページの技術的な部分を担当する病院情報センター（元医療情報部）のスタッフがミーティングを開き、アクセスログ・データをもとに、ホームページのあり方について議論を重ねている。

(2) 検索エンジン最適化

　GoogleやYahoo!、infoseek、gooなど、検索エンジンの結果での上位表示を目指して、様々なSEO（Search Engine Optimization: 検索エンジン最適化）のテクニックを使っているが、中でも注力したのは、リンクが張られている数を増やすことである。徳島県内で約8割のシェアを持つ地方紙徳島新聞社や徳島県を始めとする行政、医療機関にリンクを張ってくれるよう依頼した。2007（平成19）年3月に徳島新聞社と相互リンクを張ったところ、アクセス数が急激に伸びている。

　2010（平成22）年3月現在、Google JapanおよびYahoo! Japanで「徳島　病院」のキーワードで検索するといずれも2番目に表示されるようになっている。

(3) ブログ

　看護部のブログを設置し、看護師自身の手で、日々の業務や院内のイベント、医療への思いなどが綴られている。更新頻度が上がるだけでなく、病院内で実際に働く人が考えていること、思っていることが患者や地域住民に伝わり、医療への理解を得るという点においても効果的である。ただ、医療現場が多忙になると更新頻度が落ちてしまうのが難しい点である。

3　今後の課題

　ホームページは、患者や地域住民に対する医療情報の提供ツールとしてだけではなく、

医師や看護師ら医療スタッフに対するリクルートメント情報の提供ツールとしても、重要である。いずれの目的で使うにしても、単に客観的事実を提供するだけでなく、病院で働くスタッフの顔がみえる、気持ちが伝わるようなサイト作りを目指していく必要がある。ブログやtwitterなどのソーシャル・メディアは、そういった意味では積極的に活用していくべきメディアであるが、より頻繁な更新が求められるほか、書き手に高いメディア・リテラシーが必要であるため、なかなか導入に踏み切ることが難しい。

　現在、広報部門のスタッフも、3、4年を目処に他の部署へと異動していき、広報部門にノウハウや知識が蓄積しにくい状態にある。しかし、コミュニケーション・ツールの発展が著しく速いスピードで進む中、「攻め」の広報を継続させるためには、高度な専門知識を持った広報スタッフが必須であり、そうした人材を専門職として採用していくことも、今後は検討していかなければならないだろう。

4 セキュリティ対策

　非常にセンシティブな個人情報である診療情報を扱う医療機関は、システムのセキュリティ対策を講じる必要がある。先に述べたように、徳島大学病院では、システムに関するあらゆる問い合わせやトラブルに対応する窓口を病院情報センターに一本化し、トラブル対応のノウハウを蓄積、迅速な対応・問題解決を可能にしている。
　こうした組織整備に加え、技術的、物理的、人的な面からのセキュリティ対策も行っており、ここでは、こうした取り組みについて紹介する。

1 技術的なセキュリティ対策

　オンライン上での情報漏洩を防ぐための技術的対策として、システムの堅牢性を高めている。具体的には、病院全体のセキュリティポリシーを策定したほか、定期的な検査、コンピュータウイルス対策を実施している。
　院内システムのネットワークは、元々部門システムごとに構築され、管理も部門に任されていた。当時はネットワーク管理者も満足に配置されていない状態で、セキュリティに関する懸念が高まってきた。こうした問題を解決するため、2003(平成15)年に入って、徳島大学病院全体としてのセキュリティポリシーを策定し、ネットワーク管理の一元化も進めた。
　セキュリティポリシーにおいては、次のことが決められた。
①すべての端末は、MACアドレス認証を行う
②認証されていないアプリケーションは使用できない
③端末がコンピュータウイルス感染していないか、サーバ管理者が1日3回管理端末でチェックする
④事前許可されていないUSBメモリは、相当な理由がある場合のみ、例外的に許可する(詳しくは後述)

2 物理的なセキュリティ対策

　情報漏洩のリスクには、オンラインにおける情報漏洩に加え、ハードディスクや端末が

セキュリティ対策 ❹

盗難に遭うという物理的被害も想定される。こうした盗難への対策として、徳島大学病院では、サーバ室の入り口に静脈認証システムや監視カメラを設置しているほか、電子カルテにつながる端末はすべてワイヤーロックで重い机などにくくりつけて固定している。

USBメモリの取り扱いについては、医療機関は全面禁止しているのが一般的である。本来持ち出してはいけないデータの持ち出し、持ち込まれると障害になりうるデータ、プログラムの持ち込みも簡単にできてしまうからである。端末へコンピュータウイルスが持ち込まれるリスクにもなる。徳島大学病院の場合も、USBメモリの利用は原則として禁止している。しかし、利便性も高く医療現場からは利用したいという要望も強いため、利用申請があり、相当な理由があると認められた場合にのみ許可している。

こうした運用を担保するためUSB自動暗号化・管理システムを導入している。このシステムでは、事前許可のないUSBメモリを端末に挿入すると、画面がロックされ、不正利用が妨げる。事前許可を受けたUSBメモリであっても、データをコピーすると自動的にファイルの内容が暗号化され、パスワードを入れないとファイルを開けられない（図6-4）。

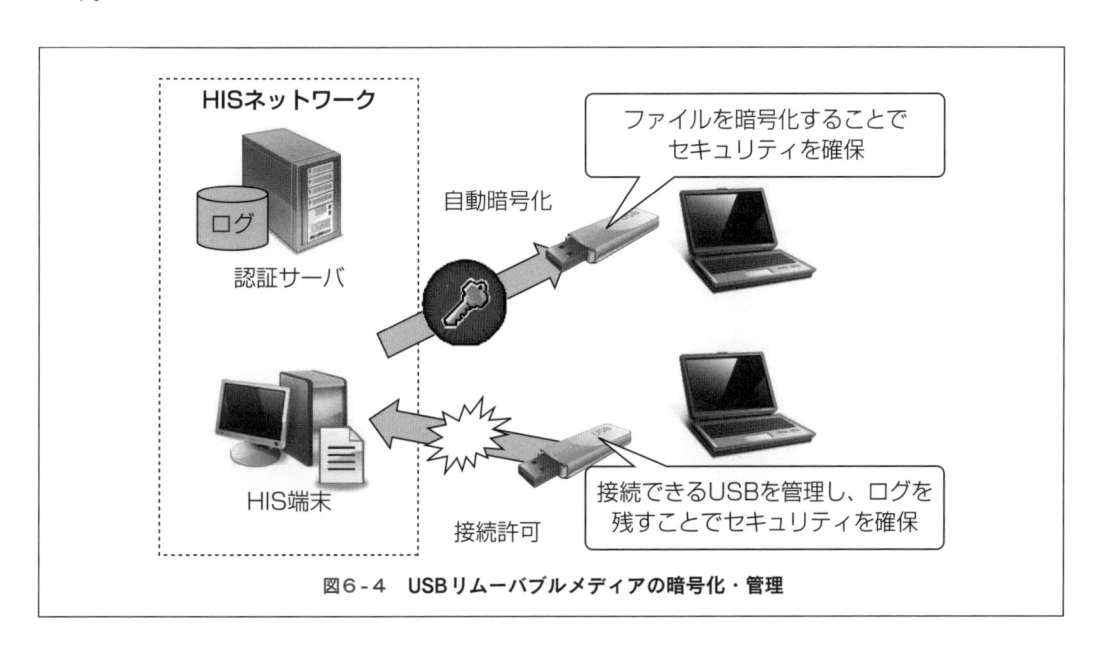

図6-4　USBリムーバブルメディアの暗号化・管理

3　人的なリスク要因対策とプライバシーマークによる外部監査

セキュリティ対策として重要なのは利用者に対する教育である。システムを運用するのは人である。いくら隙のない運用規程やポリシーを策定しセキュリティ対策が万全なシステムを導入したとしても、セキュリティ対策の重要性を利用者に理解してもらい、定められたポリシーを確実に守ってもらわないと意味がない。

徳島大学病院では、2006（平成18）年、全国の大学病院に先駆けてプライバシーマークを取得した。第三者機関による監査は、セキュリティ対策を整備するうえで非常に有効である。このプライバシーマークの規程により、病院情報システムの全利用者を対象に、少なくとも年に1回の教育研修会を実施している。これによって、職員のセキュリティに対する意識も確実に高まっている。

参考文献

第1章

日本医療情報学会・医療情報技師育成部会編『医療情報サブノート』(p.256)、篠原出版新社、2008年

日本医療情報学会編『第2版医療情報　医療情報システム編』(p.22-24)篠原出版新社、2006年

日本病院会『診療情報管理Ⅲ　専門・診療情報管理編（第3版）』(p.417) 日本病院会、2007年

日本病院会『診療情報管理Ⅲ 専門・診療情報管理編（第3版）』(p.4) 日本病院会、2007年

医療情報学会編『医療情報　医療情報システム編』篠原出版新社、2004年

日本医療情報学会、医療情報技師育成部会編『医療情報サブノート』篠原出版新社、2008年

あずさ監査法人、KPMGヘルスケアジャパ、KPMGビジネスアシュアランス編『原価計算による病院マネジメント（第3版）～DPC時代に向けた診療科別・疾患別原価計算～』中央経済社、2004年

中村彰吾、渡辺明良著『実践 病院原価計算』医学書院、2000年

都甲和幸、白土英成著『入門ビジュアル・アカウンティング　やさしくわかる原価計算』日本実業出版社、1999年

第2章

福井次矢著『Quality Indicator　［医療の質］を測る　聖路加国際病院の先端的な試み Vol.1』インターメディカ、2007年

福井次矢著『Quality Indicator　［医療の質］を測る　聖路加国際病院の先端的な試み Vol.2』インターメディカ、2008年、

福井次矢著『Quality Indicator　［医療の質］を測り改善する　聖路加国際病院の先端的な試み』インターメディカ、2009年

第3章

小西敏郎・石原照夫・田中博著『電子カルテで変わる日本の医療　患者さん中心の医療をめざして』インターメディカ、2005年

松尾太加志著『コミュニケーションの心理学―認知心理学・社会心理学・認知工学からのアプローチ』ナカニシヤ出版、1999年

林かおり著「ヨーロッパにおける患者の権利法」(『外国の立法227』) 国立国会図書館、2006年

勝又健一著『医療崩壊の真実』アスキー・メディアワークス、2009年

第4章

小尾敏夫・岩﨑尚子著「米国CIOコア・コンピタンスの質的変化に関する考察 ―コア・コンピタンスの付加価値向上の分析―」(『国際CIO学会ジャーナル』2007年第1号 p.13-23)

編著者紹介

森川　富昭（もりかわ・とみあき）

マサチューセッツ工科大学とハーバード大学でMOT（技術経営）を受講し、神戸大学でMBA（経営学修士）を取得。徳島大学病院医療情報部准教授を経て、2009年、同病院教授。現在、病院情報センター部長として大学病院のIT化を担当。電子カルテの構築や医療経営に携わる。専門は医療情報学と医療経営学。

執筆者紹介

岡田　達也（おかだ・たつや）

2006年、徳島大学大学院先端技術科学教育部卒業、工学修士。2007年、徳島大学病院・病院情報センター助教として、病院情報システムの企画・運営を担当し、2008年、徳島大学大学院HBS研究部医療情報学講座助教として病院情報システムの企画・運営に関する研究を行っている。

玉木　悠（たまき・ゆう）

2008年、徳島大学工学部卒業、徳島大学病院・病院情報センター勤務。同病院の医事業務改善プロジェクトに2007年より参加し、レセプトチェックシステム、医事業務マネジメント体制の整備に携わる。2008年から助教として病院情報システムの企画・運営を担当。

田木　真和（たぎ・まさと）

2002年、徳島大学工学部電気電子工学科卒業、徳島大学大学院工学研究科知能情報工学専攻博士前期課程修了。2003年、徳島大学に入職。徳島大学病院病院情報センター技術員として、病院情報システムの運営、プライバシーマークの取得などに従事。

木下　真寿美（きのした・ますみ）

2000年、早稲田大学法学部卒業。同大第二文学部文学言語系専修に学士入学し、卒業後、徳島新聞社に入社。編集局社会部・地方部で、国立大学法人化や医療、地方自治などをテーマに幅広く取材。2009年、マンチェスター大学ビジネススクールにて、コーポレート・コミュニケーション分野の修士号取得。帰国後、徳島大学プロジェクト・マネジメント・オフィスの広報担当スタッフを経て、現在フリーランス。

上原　英紀（うえはら・ひでき）

1992年、明海大学外国語学部卒業。1999年、オクラホマシティ大学大学院終了、教養学修士。1992年、株式会社セブンイレブン-ジャパン入社、セブンイレブン-ハワイ駐在を経て、2008年、

ロサンゼルスと日本に株式会社スーナーズコンサルティングを設立。徳島大学医学部ヘルスバイオサイエンス研究部博士課程後期にて病院経営の研究を行っている。

『医療経営士テキストシリーズ』 総監修

川渕 孝一（かわぶち・こういち）

1959年生まれ。1983年、一橋大学商学部卒業後、民間病院を経て、1986年、シカゴ大学経営大学院でMBA取得。国立医療・病院管理研究所、国立社会保障・人口問題研究所勤務、日本福祉大学経済学部教授、日医総研主席研究員、経済産業研究所ファカルティ・フェローなどを経て、現在、東京医科歯科大学大学院教授。主な研究テーマは医療経営、医療経済、医療政策など。『第五次医療法改正のポイントと対応戦略60』『病院の品格』（いずれも日本医療企画）、『医療再生は可能か』（筑摩書房）、『医療改革～痛みを感じない制度設計を～』（東洋経済新報社）など著書多数。

NOTE

NOTE

NOTE

医療経営士●中級【一般講座】テキスト4
医療ITシステム──診療・経営のための情報活用戦略と実践事例

2010年7月10日　初版第1刷発行

編　　著	森川　富昭	
発 行 人	林　　諄	
発 行 所	株式会社 日本医療企画	
	〒101-0033　東京都千代田区神田岩本町4-14　神田平成ビル	
	TEL 03-3256-2861（代）　http://www.jmp.co.jp	
	「医療経営士」専用ページ　http://www.jmp.co.jp/mm/	
印 刷 所	図書印刷 株式会社	

©TOMIAKI MORIKAWA 2010,Printed in Japan
ISBN978-4-89041-912-8 C3034　　　定価は表紙に表示しています
本書の全部または一部の複写・複製・転訳載等の一切を禁じます。これらの許諾については小社までご照会ください。

『医療経営士テキストシリーズ』全40巻

■ 初　級・全8巻
- （1）医療経営史──医療の起源から巨大病院の出現まで
- （2）日本の医療行政と地域医療──政策、制度の歴史と基礎知識
- （3）日本の医療関連法規──その歴史と基礎知識
- （4）病院の仕組みと各種団体、学会の成り立ち──内部構造と外部環境の基礎知識
- （5）診療科目の歴史と医療技術の進歩──医療の細分化による専門医の誕生
- （6）日本の医療関連サービス──病院を取り巻く医療産業の状況
- （7）患者と医療サービス──患者視点の医療とは
- （8）生命倫理／医療倫理──医療人としての基礎知識

■ 中　級[一般講座]・全10巻
- （1）医療経営概論──病院経営に必要な基本要素とは
- （2）経営理念・ビジョン／経営戦略──経営戦略実行のための基本知識
- （3）医療マーケティングと地域医療──患者を顧客としてとらえられるか
- （4）医療ITシステム──診療・経営のための情報活用戦略と実践事例
- （5）組織管理／組織改革──改革こそが経営だ！
- （6）人的資源管理──ヒトは経営の根幹
- （7）事務管理／物品管理──コスト意識を持っているか？
- （8）財務・会計／資金調達（1）財務・会計
- （9）財務・会計／資金調達（2）資金調達
- （10）医療法務／医療の安全管理──訴訟になる前に知っておくべきこと

■ 中　級[専門講座]・全9巻
- （1）診療報酬制度と請求事務──医療収益の実際
- （2）広報・広告／ブランディング──集患力をアップさせるために
- （3）部門別管理──目標管理制度の導入と実践
- （4）医療・介護の連携──これからの病院経営のスタイルは複合型
- （5）経営手法の進化と多様化──課題・問題解決力を身につけよう
- （6）創造するリーダーシップとチーム医療
- （7）業務改革──病院活性化のための効果的手法
- （8）チーム力と現場力──"病院風土"をいかに変えるか
- （9）医療サービスの多様化と実践──患者は何を求めているのか

■ 上　級・全13巻
- （1）病院経営戦略論──経営手法の多様化と戦略実行にあたって
- （2）バランスト・スコアカード(BSC)／SWOT分析
- （3）クリニカルパス／地域医療連携
- （4）医工連携──最新動向と将来展望
- （5）医療ガバナンス──クリニカル・ガバナンスとホスピタル・ガバナンス
- （6）医療の質マネジメントへのアプローチ
- （7）医療情報セキュリティマネジメントシステム(ISMS)
- （8）医療事故とクライシス・マネジメント
- （9）DPC──急性期病院経営に求められる活用術
- （10）経営形態──その選択術
- （11）医療コミュニケーション──医師と患者の信頼関係構築
- （12）保険外診療／附帯事業──自由診療と医療関連ビジネス
- （13）介護経営──介護事業成功への道しるべ

※タイトル等は一部予告なく変更する可能性がございます。